专家与您面对面

近视眼

主编 / 刘彦才　周　萃　刘月梅

中国医药科技出版社

图书在版编目（CIP）数据

近视眼 / 刘彦才, 周荦, 刘月梅主编 . -- 北京：中国医药科技出版社，2016.1

（专家与您面对面）

ISBN 978-7-5067-7655-4

Ⅰ．①近⋯　Ⅱ．①刘⋯ ②周⋯ ③刘⋯　Ⅲ．①近视 - 防治　Ⅳ．① R778.1

中国版本图书馆 CIP 数据核字 (2015) 第 144416 号

专家与您面对面——近视眼

美术编辑　陈君杞

版式设计　大隐设计

出版　中国医药科技出版社

地址　北京市海淀区文慧园北路甲 22 号

邮编　100082

电话　发行：010-62227427　邮购：010-62236938

网址　www.cmstp.com

规格　880 × 1230mm $\frac{1}{32}$

印张　3 $\frac{7}{8}$

字数　61 千字

版次　2016 年 1 月第 1 版

印次　2016 年 1 月第 1 次印刷

印刷　北京九天众诚印刷有限公司

经销　全国各地新华书店

书号　ISBN 978-7-5067-7655-4

定价　19.80 元

本社图书如存在印装质量问题请与本社联系调换

内容提要

近视眼怎么防？怎么治？本书从"未病先防，既病防变"的理念出发，分别从基础知识、发病信号、鉴别诊断、综合治疗、康复调养和预防保健六个方面进行介绍，告诉您关于近视眼您需要知道的有多少，您能做的有哪些。

阅读本书，让您在全面了解近视眼的基础上，能正确应对近视眼的"防"与"治"。本书适合近视眼患者及家属阅读参考，凡患者或家属可能存在的疑问，都能找到解答，带着问题找答案，犹如专家与您面对面。

专家与您面对面

丛书编委会（按姓氏笔画排序）

王　策	王建国	王海云	尤　蔚	牛　菲	牛胜德	牛换香
尹彩霞	申淑芳	史慧栋	付　涛	付丽珠	白秀萍	吕晓红
刘　凯	刘　颖	刘月梅	刘宇欣	刘红旗	刘彦才	刘艳清
刘德清	齐国海	江　莉	江荷叶	许兰芬	李书军	李贞福
张凤兰	张晓慧	周　萃	赵瑞清	段江曼	高福生	程　石
谢素萍	熊　露	魏保生				

前言

"健康是福"已经是人尽皆知的道理。有了健康，才有事业，才有未来，才有幸福；失去健康，就失去一切。那么什么是健康？健康包含三个方面的内容，身体好，没有疾病，即生理健康；心理平衡，始终保持良好的心理状态，即心理健康；个人和社会相协调，即社会适应能力强。健康不应以治病为本，因为治病花钱受罪，事倍功半，是下策。健康应以养生预防为本，省钱省力，事半功倍，乃是上策。

然而，污染的空气、恶化的水源、生活的压力等等，来自现实社会对健康的威胁却越来越令人担忧。没病之前，不知道如何保养，一旦患病，又不知道如何就医。基于这种现状，我们从"未病先防，既病防变"的理念出发，邀请众多医学专家编写了这套丛书。丛书本着一切为了健康的目标，遵循科学性、权威性、实用性、普及性的原则，简明扼要地介绍了100种疾病。旨在提高全民族的健康与身体素质，消除医学知识的不对等，把健康知识送到每一个家庭，帮助大家实现身心健康的理想。本套丛书的章节结构如下。

第一章 疾病扫盲——若想健康身体好，基础知识须知道；

第二章 发病信号——疾病总会露马脚，练就慧眼早明了；

第三章 诊断须知——确诊病症下对药，必要检查不可少；

第四章 治疗疾病——合理用药很重要，综合治疗效果好；

第五章 康复调养——三分治疗七分养，自我保健恢复早；

第六章 预防保健——运动饮食习惯好，远离疾病活到老。

按照以上结构，作者根据在临床工作中的实践体会，和就诊时患者经常提出的一些问题，对100种常见疾病做了系统的介绍，内容丰富，深入浅出，通俗易懂。通过阅读，能使读者在自己的努力下，进行自我保健，以增强体质，减少疾病；一旦患病，以利尽早发现，及时治疗，早日康复，将疾病带来的损害降至最低限度。一书在手，犹如请了一位与您面对面交谈的专家，可以随时为您答疑解惑。丛书不仅适合患者阅读，也适用于健康人群预防保健参考所需。限于水平与时间，不足之处在所难免，望广大读者批评、指正。

编者

2015 年 10 月

目录

第1章 **疾病扫盲**
——若想健康身体好，基础知识须知道

第2章 发病信号
——疾病总会露马脚，练就慧眼早明了

第3章 诊断须知
——确诊病症下对药，必要检查不可少

第 1 章

疾病扫盲

若想健康身体好，基础知识须知道

🧑 什么是近视眼

　　近视眼也称短视眼，因为这种眼只能看近而视远不清。处在休息状态时，从无限远处来的平行光，经过眼的屈光系统折光后在视网膜之前集合成焦点，在视网膜上则形成不清楚的像。造成近视的因素主要有两点：一是眼球的前后轴过长，另一是眼的屈光系统的屈光力过强。近视眼一般可以分为两大类：一类是单纯性近视眼，这类近视眼的特点是眼的屈光系统与视网膜匹配不正常，远视力明显降低，但近视力尚正常，其他眼组织亦都是正常的。

　　用镜片矫正，可以得到满意的结果。另一类是病理性近视眼，此类近视除了屈光系统异常之外，还合并眼的其他组织的病理改变，如近视性巩膜后葡萄肿、视网膜脱离、黄斑部出血、视网膜萎缩、

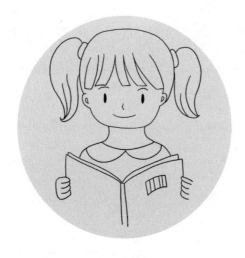

黄斑变性、玻璃体混浊和晶状体混浊等。由于上述组织的病理改变，这类近视眼不仅远视力明显地降低，而且近视力也随着病变所累及的部位和程度不同而发生轻重不等的降低。因此，这类近视眼用镜片矫正时，往往得不到较好的结果。

🔒 我国是近视眼多发的国家

国内外文献均认为，中国（汉族）和日本是近视眼多发的国家；文化发展较迟的民族，如利比亚人、苏丹人和爱斯基摩人等以远视眼为多发；我国的维吾尔族和广西的仫佬族中过去几乎没有近视眼。近年来学龄儿童近视发生也明显增多。随着学习任务的加重，我国近视眼有逐年增加的趋势，中小学近视眼的发生率大致随学龄而逐渐增加。

国内有人对 14509 名中小学生调查，远视力下降中近视眼占 70%。近视是学生阶段视力下降的主要表现。1985 年国家卫生部、国家教委和国家民委组织人员对全国 29 个省、市、自治区，28 个民族中 7 ~ 22 岁 984872 名学生的远视力调查，其中汉族为 85098 人，远视力低下（＜1.0）率为 34.26%。

统计结果还表明城市＞乡村，女＞男，大学（66.60%）＞高中

（61.19%）＞初中（34.85%）＞小学（12.27%），基本上随学龄增长而增长。少数民族平均低下率为12.60%，其中壮族（29.06%）＞回族（28.03%）＞维吾尔族（3.53%）＞傣族（3.40%）＞傈僳族（2.45%）＞拉祜族（0.89%）。根据大量材料发现，城市学校、重点学校、学习成绩较好和用眼较多的学生比农村学校、非重点学校、学习成绩较差和用眼较少的学生近视发生率要高。调查中小学生的近视发生发展情况，其结果提示学生近视的发生率是15年前的2倍。结论认为，社会文明进步对视觉需求的增加是学生近视发生和发展的重要因素。

视觉是什么，主要包括哪些内容

人的感觉有许多种，如触觉、味觉、嗅觉等，可通过触摸物体的形状、品尝味道、嗅其气味来感觉物体。而视觉是一种极为复杂和重要的感觉，人所感受的外界信息80%以上来自视觉。视觉的形成需要有完整的视觉分析器，包括眼球和大脑皮层枕叶，以及两者之间的视路系统。由于光线的特性，人眼对光线的刺激可以产生相当复杂的反应，表现有多种功能。当人们看东西时，物体的影像经过瞳孔和晶状体，落在视网膜上，视网膜上的视神经细胞在受到光刺激后，将光信号转变成生物电信号，通过神经系统传至大脑，再根据人的经验、记忆、分析、判断、识别等极为复杂的过程而构成视觉，在大脑中形成物体的形状、颜色等概念。人的眼睛不仅可以区分物体的形状、明暗及颜色，而且在视觉分析器与运动分析器（眼肌活动等）的协调作用下，产生更多的视觉功能，同时各功能在时间上与空间上相互影响，互为补充，使视觉更精美、完善。因此视觉为多功能名称，我们常说的视力仅为其内容之一，广义的视功能应由视觉感觉、量子吸收、特定的空间－时间构图及心理神经一致性四个连续阶段组成。

光觉是如何形成的

当可见光线穿过角膜、晶状体、玻璃体在视网膜上被感光细胞所吸收，感光细胞即产生一系列复杂的化学变化，将其转换为神经兴奋，并通过视神经传至大脑，在大脑中产生光的感觉，从而形成光觉。因此光觉是指视网膜对光的感受能力，它是视觉的基础。为了产生视觉，进入眼睛的光线必须达到能引起视细胞兴奋的能量，并且要有足够的作用时间。

色觉是如何形成的

正常人的眼睛不仅能够感受光线的强弱，而且还能辨别不同的颜色。人辨别颜色的能力叫色觉，换句话说，是指视网膜对不同波长光的感受特性，即在一般自然光线下分解各种不同颜色的能力。这主要是黄斑区中的锥体感光细胞的功劳，它非常灵敏，只要可见光波长相差 3 ~ 5nm，人眼即可分辨。色的感觉有色调、亮度、色彩度（饱和度）三种性质，正常人色觉光谱的范围由 400nm 紫色到约 760nm 的红色，其间大约可以区别出 16 个色相。人眼视网膜锥体感光细胞内有三种不同的感光色素，它们分别对 570nm 的红光、445nm 的蓝光和 535nm 的绿光吸收率最高，红、绿、蓝三种光混合比例不同，就可形成不同的颜色，从而产生各种色觉。红、绿、蓝三种颜色称为三原色，彩色电视机就是根据这一理论研制成的。

什么是形觉，形觉包括哪些内容

形觉是视觉系统重要的感觉功能之一，是人的眼睛辨别物体形状的能力。形觉的产生首先取决于视网膜对光的感觉，其次是视网膜能识别出由两个或多个分开的不同空间的刺激，通过视中枢的综合和分析，形成完整的形觉。形觉包括视力，也就是我们通常所说的分辨力和视野等。在医学上，把人眼的分辨力大小称为视锐度或视力，视力可分为光觉视力、色觉视力、立体视力和形觉视力。一般所说的视力即指形觉视力，它是指识别物体形状的精确度，即区分细小物体的能力，也就是两个相邻点能被眼分辨的最小距离。视力一词习惯上指中心视力，而中心视力（也叫视敏度）是最基本的形觉内容，而且多指远视力。完整的视力概念除中心视力外，还应包括周边视力，即视野。医生们常用视力表来检查视力，用视野计来检查视野。

什么是暗适应

当我们从明亮的地方走进黑暗的地方，一下子我们的眼睛就会什么也看不见，需要经过一会才会慢慢地适应，逐渐看清暗处的东西，这一过程约20～30分钟，其间视网膜的敏感度逐渐增高的适应过程，就是暗适应，也就是视网膜对暗处的适应能力。

什么是明适应

当我们看完电影，从电影院走出来，在明媚的阳光下，你就觉得阳光眩目，睁不开眼，要过一会儿才能看清周围的景物，这一过程正好与暗适应相反，称之为明适应，感受强光是锥细胞的职责和功能，也称之为明视觉或昼光觉。从暗处到亮处，在强光的刺激下，视网膜中视锥细胞立即投入工作，刚开始时工作的视锥细胞还较少，眼对光刺激的敏感度还很大，所以觉得光线刺眼，周围的景物无法看清。但在很短的时间内，视锥细胞都投入了工作，眼对光的敏感度降低，这时对强光能够适应，看物体也很正常。锥细胞感光色素再生很快，其再生过程同杆细胞的暗适应过程相反，即其敏感性随着曝光时间的增加而降低，因此明适应在最初的数秒钟内敏感度迅速降低，此后变慢，明适应的过程大约在 1 分钟左右即可完成。一般来说，目标的照明条件略高于眼睛的适应光的水平，则视觉功能最佳。在明适应下产生良好的中心视力包括形觉和色觉。在低照明的环境下经过调节，已经适应的眼睛，若在极短的时间里暴露在极亮的光线下，虽然也能迅速明适应，但在闪光照射之后，眼睛将处于非常高的明适应状态，此时再回到低照明的环境下，视觉功能大大降低，并可短暂丧失。这种由于高强度的闪光引起的暂时性光敏

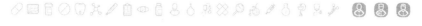

感度下降，称为闪光盲。我们都有这样的体验，在房间里照相时，闪光灯对着你的眼睛一闪，随后你就觉得眼前一片漆黑，要过一会才能看清景物。闪光的强度越强，恢复的时间也就越长。敏感度恢复正常，需要半小时以上。国外根据眼睛的这一特点，研制出一种闪光弹，专门对付犯罪分子。这种闪光弹的亮度远比闪光灯强，在短暂的极强光线刺激下，犯罪分子眼前一片漆黑，只能束手就擒。

什么是视野

当我们向正前方注视一个物体时，在不转动眼球的情况下，除了物体外，物体周围的景象也能看见；当我们的旁边有物体时，并不需要转过头去，只需用眼角的余光一扫，虽然看得不是很清楚，

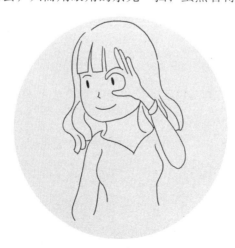

却也能知道，这种用眼睛能看到的空间范围，在医学中称为视野。与中央视力相对而言，它是周围视力。

立体视是怎么回事

让我们做一个小实验：左右手各拿一支圆珠笔，两手平伸，笔尖慢慢地靠拢，可以发现很容易地将两支笔尖对准；如果闭上一只眼试试，可就不怎么容易了。这是为什么呢？当我们的两眼注视一个物体时，物体分别在左右眼的视网膜上形成两个图像，但由于左右眼有一定的间隔，左眼可以看到图像的略偏左侧，右眼可以看到图像的略偏右侧，因此两个图像并不完全相同，不能完全重合。这样视觉图像传入大脑，经过大脑的合成、判别，使物体产生了空间的深度感，有了立体感，这就是立体视，立体视又称深度觉或立体觉。当我们闭上一只眼后，只有一个单一的图像传入大脑，这样就建立不起立体感觉，看到的物体都是在一个平面上。因此闭上一只眼睛后，要对准笔尖就不怎么容易了。

🔲 人为何要眨眼

　　这其实是一种生理需要。眨眼时，可以让泪液均匀地湿润角膜、结膜，使眼球不至于干燥，保持角膜光泽，清除结膜囊灰尘及细菌。如果不眨眼，眼球上的泪膜会很快地蒸发，我们就会觉得眼睛干涩不舒、刺痛、流泪，不信你试试坚持一分钟不闭眼，你准受不了！因此眨眼实际上是一种保护作用。当风沙入眼时，由于异物的刺激，会产生反射性的眨眼，通过眨眼企图用泪液将入眼的异物冲洗掉。不能眨眼或过于频繁地眨眼，这都属于不正常。有的人由于面部神经麻痹而不能眨眼，因此眼球干燥、疼痛，是很难受的。有的小孩子因模仿别人的眨眼动作，养成了习惯性的频繁眨眼，这种习惯往往一下子难以改掉，让人看起来十分难受，是很不好的习惯，应当纠正。有的人是因为有慢性结膜炎、沙眼、浅层点状角膜炎等眼病，眼睛不舒服，而频繁眨眼，这时就应该到医院请医生检查、治疗。

🔲 眼球是由哪些组织构成的

　　眼球壁由外向内可分为三层：纤维膜、色素膜、视网膜。纤维膜由纤维组织构成，较硬，坚韧而有弹性，对眼球有保护作用，并能维持眼球的形状，似鸡蛋壳一样，纤维膜又可分为角膜、巩膜、角巩膜缘。色素膜又叫葡萄膜，具有营养眼内组织及遮光的作用，自前向后又可分为虹膜、睫状体、脉络膜三部分，虹膜中间有一直径 2.5 ~ 4mm 的圆孔，这就是我们熟悉的瞳孔。不同人种的虹膜是有差别的，黄种人含色素较多，呈棕褐色，远看如黑色，而白种人色素少，呈浅灰色或淡蓝色。在虹膜的表层有凹凸不平的皱褶，据科学家研究，这些皱褶像指纹一样每个人都不相同，而且不会改变。根据虹膜的这一特点，制成了电子密码门锁，当开门者把眼睛凑近扫描孔，扫描装置就会将虹膜的图像扫描下来，并与预先设置好的图形进行对比，如果吻合，门锁自动打开。最里面是视网膜，它紧贴着脉络膜内面，为高度分化的神经组织薄膜，具有感光作用。

　　眼内容物包括房水、晶状体和玻璃体。这三部分加上外层中的角膜，就构成了眼的屈光系统。房水为无色透明的液体，充满前后房，约有 0.15 ~ 0.3ml，它具有营养和维持眼内压力的作用。晶状体位于虹膜后面，玻璃体前面，借助悬韧带与睫状体相联系，是一种富有弹性、透明的半固体，形状似双凸透镜，是眼球重要的屈光间质之一。玻璃体为无色透明胶状体，充满晶状体后面的空腔里，具有屈光、固定视网膜的作用。

🧑‍⚕️ 视路包括哪些部分

景物在视网膜上成像，视网膜上的神经细胞在受到光刺激后，产生神经冲动，通过神经系统传至大脑中的视觉中枢。这种视觉信息的传导路径称为视路，它从视网膜神经纤维层起，至大脑枕叶皮质纹状区的视觉中枢为止，包括视网膜、视神经、视交叉、视束、外侧膝状体、视放射和枕叶皮质视中枢。

视网膜是把光的视觉信息转换为神经冲动的地方，并由此经过双极细胞传至神经节细胞，由神经节细胞发出的神经纤维（即轴突）向视盘汇聚。

视神经是中枢神经系统的一部分。它从视盘起，至视交叉前止，全长 42 ~ 50mm。按其部位可分为眼内段、眶内段、管内段和颅内段四部分。眼内段是从视盘开始，神经纤维穿过巩膜筛板为止的一段，这一段神经纤维处于眼球之内，故名，长约 1mm 左右。眶内段从巩膜筛板之外起，至颅骨视神经管，长约 30mm，呈"S"形，以利于眼球的转动，因位于眼眶之内而得名。管内段则是神经纤维通过颅骨视神经管的部分，长约 6 ~ 10mm。颅内段则是指视神经出视神经管后进入颅内至视交叉前膝的部分，长约 10mm。

视交叉呈长方形，是一 12mm × 8mm × 4mm 的神经组织，位于蝶鞍上方。在这里来自视网膜鼻侧部的神经纤维经交叉后至对侧，即来自左眼的神经纤维转至右侧，而右侧的神经纤维转至左侧。来自颞侧的神经纤维则不交叉。经过视交叉后位置重新排列的一段视神经束称为视束，长约 4 ~ 5cm，开始时视束呈圆形束，以后逐渐成为扁圆柱状。

外侧膝状体属于间脑的一部分。外观如马鞍状，视路的周围神经元在此终止，而中枢神经元则从此开始。每一个外侧膝状体大约有 100 万个膝神经细胞，与视神经和视束内的神经纤维数目大致相同。从外侧膝状体至枕叶皮质之间的一段，因神经纤维呈扇形散开，故称为视放射，是由外侧膝状体交换神经元后的新神经纤维组成。视皮质位于两侧大脑半球枕叶皮质后部内侧，每侧与双眼同侧一半的视网膜相关联，右侧的视皮质与右眼颞侧与左眼鼻侧视网膜相关，左侧的视皮质与左眼颞侧与右眼鼻侧视网膜相关。视神经纤维最终终止于此，视觉信息在此再现。

眼的附属器包括哪些组织

人的眼睛除了眼球壁和眼内容物外，还有一些附属器，它们是眼睑、结膜、泪器、眼外肌和眼眶。眼的附属器虽然与视觉没有直接的关系，但它们也是不可缺少的。

眼睑分为上下两部分，俗称为上下眼皮，其游离缘称为睑缘。上下睑缘间的裂隙称睑裂，其内外联结处分别称为内眦和外眦。正常平视时睑裂高度约8mm，上睑遮盖角膜上部1～2mm。内眦处有一小的肉样隆起，称泪阜，为变态的皮肤组织。眼睑起保护眼睛的作用。不是吗？当遇到危险的时候，人们总是习惯地把眼睛闭上。眼睑边缘的睫毛也有重要的作用，它像房屋的屋檐一样伸出，起着挡灰、遮光、防水的作用，长长的睫毛总是讨人喜欢的，所以有的人要戴假的睫毛。有时候睫毛也不能尽心尽职，它会背叛你，它不向外长，而是倒过来向里长，就像有一把小刷子在刷眼球，这时就要找医生了。

结膜是一层极薄的黏膜，表面光滑，质地透明，覆盖于眼球的

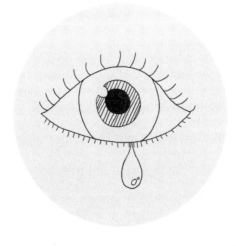

前面和眼睑的后面。覆盖于眼睑后面的为睑结膜，覆盖于眼球前面的为球结膜，二者连接部位称为穹窿部结膜，此部结膜组织疏松，多皱褶，便于眼球运动。结膜的分泌腺可分泌液体(泪液的组成部分)，起湿润眼球表面的作用。

泪器分为泪腺和泪道两部分，泪腺就是分泌眼泪的，泪道则是眼泪水排泄的通道，泪道包括泪小点、泪小管、泪囊和鼻泪管。眼泪除了表达感情外，更重要的一个作用是湿润眼睛，此外还有杀菌、预防感染的作用。如果缺少眼泪水的话，眼睛就会干涩不舒，严重的还会导致角膜溃疡。

每个眼睛有六条眼外肌，分别为上下直肌、内外直肌、上下斜肌，它们能协调地运动，使眼球上下左右地转动。正常情况下，两只眼睛的眼外肌能非常准确地同步运动，两只眼球能步调一致地转动，只要有一条眼外肌出了问题，两只眼球在看东西时就不听指挥了，眼球运动受限，眼珠偏斜。

眼眶为方锥形的骨窝，其开口向前，尖朝后。眶外侧壁稍偏后，眼球暴露较多，有利于外侧视野开阔，但也增加了外伤的机会。眼眶外壁较厚，其他三面骨质较薄，且与额窦、筛窦、上颌窦毗邻，当这些鼻旁窦病变时，可累及眶内。在眼眶底部有一小孔，视神经就通过它进入大脑。

眼睛各部位中医、西医的组织结构名称相同吗

中医学源远流长，通过几千年的不断发展，形成了一整套完整的理论。在眼科方面，对眼睛各部位的称呼与西医学有所不同，因此有的人在实际应用中感到不好理解。其实在中西医中眼睛各部位的组织结构名称有一些还是大同小异的。

黑眼珠的结构和作用是如何的

黑眼珠指角膜，角膜是透明的，位于眼球前中央部分，占眼球表面的1/6，似手表玻璃一样向前微突，嵌在巩膜上，略呈横椭圆形，正常人角膜横径11.5 ~ 12mm，垂直径10.5 ~ 11mm，若直径小于10mm或大于13mm者为异常。角膜前表面的曲率半径为7.8mm，后面约为6.8mm。角膜厚约0.8 ~ 1mm，中央较薄，周边较厚。角膜可分为五层，由前向后依次为：上皮细胞层、前弹力层、实质层、后弹力层和内皮细胞层。上皮细胞层与前弹力层结合疏松，易因损伤而脱落，但再生能力很强，损伤后可很快再生，不留疤痕。前弹力层抵抗力较弱，易被损伤，无再生能力。实质层占角膜厚度的

90%，损伤后不能再生，以瘢痕组织代替。后弹力层抵抗力较强，在角膜溃疡穿孔前常可见后弹力层膨出，损伤后可再生。内皮细胞层损伤后不能再生，只有靠邻近细胞扩张和移行来填补缺损区。

因角膜透明，表面光滑，内无血管，有屈光作用，在屈光系统中屈光能力最强，形似照相机的镜头，因此当发生近视眼时，人们就会想到改变角膜的曲率，来改善近视程度，所以近年来近视眼手术主要是用激光等方法来改变角膜的曲率，以达到消除近视的目的。角膜感觉神经极为丰富，尤其是角膜表层具有高度敏感性，当角膜受到刺激时，就会迅速地产生关闭眼睑、流泪等反射机制，对眼球起保护作用。角膜内皮细胞层具有角膜–房水屏障功能，若角膜内皮细胞失去代偿功能，角膜将会发生水肿和大泡性病变。

白眼珠是指什么部位

白眼珠在医学上是指球结膜及前1/3巩膜。球结膜是一层菲薄的黏膜，表面光滑，质地透明，而巩膜呈乳白色，不透明，故外观呈白色。球结膜覆盖眼球前部巩膜表面，止于角膜巩缘，球结膜与巩膜间有眼球筋膜疏松相连，因此球结膜可被推动。当巩膜黄染或结膜下出血时，通过透明的结膜显而易见。若要区别是结膜还是巩膜病变，可观察病变是否可被推动，结膜病变部位浅，可以被推动；而巩膜病变部位相对较深，推之不移。

晶状体的作用和结构是如何的

晶状体是眼球中重要的屈光间质之一。它呈双凸透镜状，前面的曲率半径约10mm，后面的约6mm，富有弹性。晶状体的直径约9mm，厚约4～5mm，前后两面交界处称为赤道部，两面的顶点分别称为晶状体前极、后极。晶状体就像照相机里的镜头一样，对光线有屈光作用，同时也能滤去一部分紫外线，保护视网膜，但它最重要的作用是通过睫状肌的收缩或松弛改变屈光度，使看远或看近时眼球聚光的焦点都能准确地落在视网膜上。晶状体由晶状体囊和晶状体纤维组成。晶状体囊为一透明薄膜，完整地包围在晶状体外面。前囊下有一层上皮细胞，当上皮细胞到达赤道部后，不断伸长、弯曲，移向晶状体内，成为晶状体纤维。晶状体纤维在人一生中不断生长，并将旧的纤维挤向晶状体的中心，并逐渐硬化而成为晶状体核，晶状体核外较新的纤维称为晶状体皮质。因此随着年龄的增长，晶状体核逐渐浓缩、扩大，并失去弹性，这时眼的调节能力就会变差，出现老视。

晶状体内没有血管，它所需的营养来自房水，如果房水的代谢出了问题，或晶状体囊受损时，晶状体因缺乏营养而发生混浊，原本透明的晶状体就成为乳白色，而变得不透明，最终影响视力，这就是白内障。现在治疗白内障的方法很多，有一种方法就是干脆把已变得不透明的晶状体拿掉，换上一个人造的晶体，这就是人工晶体植入术。

玻璃体的作用和结构是如何的

玻璃体不是玻璃，它是人眼中类似于玻璃一样的物质，其无色透明，半固体，呈胶状，其主要成分是水，占了玻璃体体积的99%左右。玻璃体的前面有一凹面，正好能容纳晶状体，称为玻璃体凹。年轻时，晶状体与玻璃体能较好地紧密粘连，随着年龄的逐渐增长，晶状体与玻璃体的粘连性也逐渐变差，因此在老年性白内障手术时很容易将它们分开。玻璃体周围有一层密度很高的物质，称为玻璃体膜，并分为前后两部分：前界膜与后界膜。玻璃体内没有血管，它所需的营养来自房水和脉络膜，因而代谢缓慢，不能再生，若有缺损，其空间就由房水来充填。当玻璃体因各种原因发生混浊，看东西时，就会觉得眼前如有蚊虫飞舞。此外随着年龄的增大，或由于高度近视等原因，半固体的凝胶状玻璃体就会逐渐变成液体状，这叫玻璃体液化。

玻璃体和晶状体房水、角膜等一起构成了眼的屈光间质，并且对视网膜和眼球壁起支撑作用，使视网膜与脉络膜相贴。在外伤或手术中，一旦发生玻璃体丢失，就容易造成视网膜脱离。

眼底的组织

眼底顾名思义是指眼睛的底部，也就是眼睛最里面的组织。它包括视网膜、视神经乳头和视网膜中央血管。视网膜就像一架照相机里的感光底片，专门负责感光成像。当我们看东西时，物体的影像通过屈光系统，落在视网膜上，视网膜上的感觉层是由三个神经元组成，第一神经元是视细胞层，专司感光，它包括锥细胞和杆细胞。人的视网膜上共约有 1.1 亿 ~ 1.3 亿个杆细胞，有 600 万 ~ 700 万个锥细胞。杆细胞主要在离中心凹较远的视网膜上，而锥细胞则在中心凹处最多。第二层叫双节细胞，约有十到数百个视细胞通过双节细胞与一个神经节细胞相联系，负责联络作用。第三层叫节细胞层，专管传导。视信息在视网膜上形成视觉神经冲动，沿视路将视信息传递到视中枢形成视觉，这样在我们的头脑中建立起图像。视网膜是一层透明薄膜，因脉络膜和色素上皮细胞的关系，使眼底呈均匀的橘红色。后界位于视盘周围，前界位于锯齿缘，其外面紧邻脉络膜，内面紧贴玻璃体。组织学上视网膜分为 10 层，由外向内分别为：色素上皮层，视锥、视杆细胞层，外界膜，外颗粒层，外丛状层，内颗粒层，内丛状层，神经节细胞层，神经纤维层和内界膜。视网膜后极部有一直径约 2mm 的浅漏斗状小凹陷区，称为黄斑，这是由于该区含有丰富的叶黄素而得名。其中央有一小凹为黄斑中心凹，黄斑区无血管，但因色素上皮细胞中含有较多色素，因此在检眼镜下颜色较暗，中心凹处可见反光点，称为中心凹反射，它是视网膜上视觉最敏锐的部位。因此如果眼底有疾病的话，将对视觉有很大的影响。表现为视力下降，视物变形、变色，视大变小。

视盘位于黄斑区颞侧约 3mm 处，直径约 1.5mm，境界清楚，呈

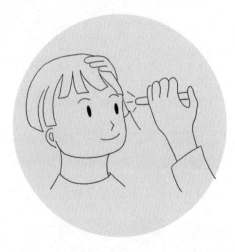

淡红色、圆盘状，视网膜上视觉纤维在此汇集，并于此穿出眼球向视中枢传递。视盘中央有一小凹陷区，称为视杯或生理凹陷。视盘是视神经纤维聚合组成视神经的起始端，它没有视细胞，因而没有视觉，在视野中是生理盲点。视网膜中央血管由视神经乳头进入眼底。因为视神经与脑神经直接相连，当脑组织有疾病时，就会导致视神经发生改变。

视网膜中央血管进入眼底后分为颞上、颞下、鼻上、鼻下4支，然后又分为许多小支，动脉较细，呈鲜红色；静脉较粗，呈暗红色，通过血管壁可以看到血柱。平时我们要了解血管组织是不容易的，因为血管被包在肌肉里、皮肤下，而眼底有丰富的血管，眼睛里的角膜、晶状体、玻璃体是透明的，因此可以通过检查眼底来了解全身的血管组织状况，如眼底血管的硬化、出血、渗出、水肿及血管瘤样改变等都能反映全身某些病变的性质、程度等，因此眼底血管就像是全身血管的一扇窗户。

引起近视眼的原因

归结起来不外于遗传和环境两大因素。人的视觉器官是适应外界光的不断变化而变异和进化的。现就遗传和环境对眼的影响分述如下。

（1）遗传因素

根据群体调查，已证明各民族之间近视眼的发病率差别很大，亚洲人中以中国人和日本人多发近视。欧洲犹太人较英、德等国本地人的近视眼为多见。Stephoson 于 1919 年调查伦敦儿童的眼屈光状态，犹太人儿童的近视眼比本地儿童者约多 10 倍。

①高度近视。我国的高度近视为常染色体的隐性遗传。

②单纯近视。即低中度近视，系指屈光度在 6.0D 以下的近视或近视散光。一般无明显的眼底变化，矫正视力可以正常，是最常见的一种屈光不正。在双生子调查中发现，无论近视一致率还是屈光度差值，都是同卵间的相同程度大于异卵，统计学处理有显著性意义，并提示遗传因素在近视发生中起到重要作用。单纯近视为多因子遗传。

综上所述，高度近视眼为常染色体隐性遗传；一般近视眼为多因子遗传，既服从遗传规律，也有环境因素的参与。

（2）环境因素

某些环境因素可以增加眼部调节形成一定程度的屈光性近视眼，是否可使眼轴变长形成轴性近视，仍然存在疑问。

最近国内有人用"前瞻性研究"的方法，观察环境与遗传因素在近视发病中所起的作用。研究对象为原视力正常的学生，在两年后的随访中对影响近视的各种因素进行分析判断。其结果显示在遗传因素方面，父母双方均无近视与一方有近视或双方均为近视的子女中近视新发生率之比为 1 ∶ 2.6 ∶ 3.8；在环境因素方面，课余阅读时间（小时）为（1 ~ 2）∶ 3 ∶（4 ~ 5）的近视新发生率之比为 1 ∶ 2.1 ∶ 3.2。

因此，遗传和环境是影响学生发生近视的 2 个重要因素。由此认为，在目前遗传因素尚无法改变的情况下，改变环境是防治近视的决定因素。

什么是单纯性近视眼

（1）病因

单纯性近视眼的病因假说很多，主要可归纳为遗传和环境两大类。

①遗传假说。单纯性近视眼有明显家族聚集现象，在学生等人群调查发现双亲均为近视眼者，子代近视眼发生率明显高于双亲仅一为近视眼者；后者又远高于双亲均无近视眼者。说明遗传是近视眼发生的重要原因之一。不同种族的近视眼发生率有很大差异，黄种人发生率最高，白种人次之，黑种人最低。即使在同一环境条件下，不同种族的近视眼发生率仍有明显差异，指示遗传因素是种族差异

的主要原因。

②环境假说。认为单纯性近视眼是环境因素决定的，主要是近眼工作。流行病学调查发现单纯性近视眼发生率与近眼工作量有关。先有多量近眼工作，然后发生近视眼。前者是因，后者是果。营养、体育运动、有机磷农药污染等因素是否与近视眼发病有关，还有待研究。

动物实验中由环境因素造成的近视眼模型主要有两大类：一是限制动物视觉空间，使之长期注视近处；或是戴上负球镜片，使物体成像落在视网膜后方，模拟视近环境，均能诱发近视眼。此类近视眼与人类近视眼比较接近，也是视近引起近视眼的论据。另一类实验近视眼是缝合眼睑或戴上透光乳白眼罩，剥夺动物形体觉，也可造成近视眼，称为形觉剥夺性近视眼。在人类中，此种情况极为

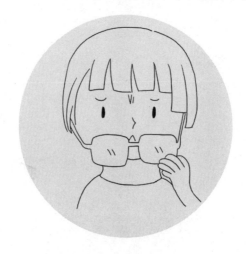

罕见。仅有极少数幼年高度上睑下垂或严重屈光介质浑浊者发生的近视眼与之类似。这2类实验性近视眼的发病机制不同，例如切断视神经后形觉剥夺性近视眼仍能发生，但视近性近视眼的发生则受到抑制。又如多巴胺能抑制形觉剥夺性近视眼的发生，但对视近性近视眼无效。因此将形觉剥夺性近视眼的结果应用于人类近视眼时应谨慎小心，以免误导。

概括地说，在决定单纯性近视眼发生与否的个体差异中，遗传与环境约各起一半作用，遗传的作用略大于环境。

（2）发生机制

指引起近视眼发生的生化、病理、光学、细胞生物学和分子生物学改变。决定眼屈光力的主要因素为角膜曲率半径，晶状体屈光力与眼轴长度。Sorsby 认为三项中如有一项异常即可造成近视眼；三者均在正常范围内，只要组合不当，也可造成近视眼。近年的实测结果显示单纯性近视眼主要的单项改变为眼轴延长，与角膜曲率半径关系较小。

据国内大规模调查，青少年近视眼用睫状肌麻痹药后 5% ~ 8%的患者近视眼完全消失，即假性近视，完全是调节因素造成的。约50% 的近视眼度数基本不变，为真性近视，是器质性改变（主要是眼轴延长）造成的。其他 42% ~ 45% 的近视眼，度数降低但未完全消失，此为半真性近视，是由调节和眼轴改变共同造成的。除调节外，调节性集合与调节的比率（AC/A）在发病中所起作用也值得注意。

什么是病理性近视眼

病理性近视眼的发生与遗传关系较大。病理性近视眼的遗传方式主要为单基因遗传，具有遗传异质性，有常染色体隐性遗传、常染色体显性遗传、性连锁隐性遗传等各种遗传方式。

（1）常染色体隐性遗传

根据我国较大规模的家系调查和流行病学研究，病理性近视眼最常见的遗传方式为常染色体隐性遗传。

（2）常染色体显性遗传

病理性近视眼中有些家系有多代连续的垂直传代，每代多个个体的子代发病率均接近半数，较可能为常染色体显性遗传。由于常染色体隐性遗传型的病理性近视眼基因频率较高（10% ~ 15%），人群中杂合子频率约18% ~ 24%，因此常染色体隐性遗传的病理性近视眼患者与表型正常者通婚时，每4 ~ 5次婚姻中即有一次遇上杂合子，而造成子代发病（假显性现象）。因此不能见到垂直传代即认为是常染色体显性遗传。

（3）性连锁隐性遗传

有极少数病理性近视眼家系仅男性发病，且有女性携带者传代等现象，较可能为性连锁隐性遗传。

爸爸妈妈的近视眼会遗传吗

小宝宝遗传了妈妈的白皮肤、大眼睛、黑头发，遗传了爸爸的高个子、挺鼻梁、双眼皮。这些都是爸爸妈妈遗传基因里的优点，然而近视眼到底会不会遗传呢？一想到这一点，都是近视眼的爸爸妈妈开始担心起来，若是宝宝这么漂亮的一双眼睛，今后也要架一副眼镜，多可惜啊。还有，要是爸爸妈妈中的单方有近视，宝宝今后会不会近视呢？

高度近视眼会遗传。医学调查显示，父母双方均是高度近视眼（一般指600度以上），遗传给宝宝的近视概率在40%左右；若其中一方高度近视，其遗传的概率可降到20%；但如果父母均是低度近视，遗传的概率要小得多。

因此，排除后天环境的原因，3～6岁的宝宝出现高度近视，其发生原因与遗传有很大的关系。它属于常染色体隐性遗传病，由位于常染色体上的一对基因所决定。简单地说，每个人都有这一对（两个）基因，这两个基因分别来自父母亲。如果某人这两个基因都是致病基因，那么宝宝得高度近视的可能性就会很大，今后近视的度数也与爸爸妈妈的近视度数相近。

如何尽早发现宝宝近视了

刚生下来的小宝宝也有已经近视的可能性，但这在遗传近视中占的比例很小，仅 1%～2% 左右，医学上称为"先天性近视"。这类宝宝，一般在出生 3～6 个月后，就可以检查出是否患有近视眼。

小宝宝与大人一样的视力检查一般要到 3 岁时才能够进行，在此之前，爸爸妈妈可以自制一些卡通小卡片检查宝宝的视力。例如：

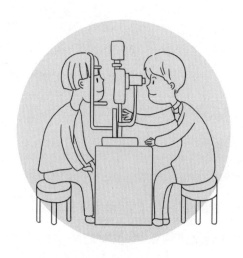

准备四张纸片各画上一只小兔子，让宝宝看眼睛大小不同的兔子图片，指出大小。如果宝宝需要检查屈光不正等其他项目，需要使用有麻醉作用的眼药水将眼部肌肉暂时麻醉，散瞳后才能进行。

爸爸妈妈都有高度近视的，应意识到宝宝会有遗传近视眼的倾向。在日常生活中，多注意观察宝宝和同龄的孩子在视觉上的差异。观察宝宝在看东西时，眼睛是否会眯起来，是否会歪头，是否会将脸靠近物体等，如果出现这样的情况，应尽早带宝宝去眼科检查。

宝宝有遗传近视怎么办

一般说来，宝宝近视的发病主要在以下时期：幼儿园大班、小学一年级、小学三年级、小学五年级、12岁以上的青春期。先天近视眼的宝宝，虽然有遗传因素，但是通过积极的预防和治疗，仍然能保持健康的视力。

中医学提倡"后天养先天"，认为近视散光完全可以通过日常的饮食、锻炼、治疗等后天调养，达到弥补遗传因素，恢复健康视力的目的。爸爸妈妈们在饮食方面应尽量让宝宝少吃甜食，多吃富含维生素 A、维生素 B_1、维生素 B_2、维生素 C 及维生素 E 的食品。常见富含维生素的食品有蛋、奶、鱼、肉、肝脏和新鲜的蔬菜、水果。

同时，多带宝宝到户外进行运动，少看电视。

同时，爸爸妈妈可不定期地带宝宝到医院进行检查。若发现宝宝已经近视了，要及时配戴眼镜，保证宝宝的正常用眼。不要因为宝宝小，怕被同龄的孩子取笑，就不戴眼镜。

近视而不戴眼镜不但会影响宝宝今后的视力发育，而且宝宝因长时间看不清楚东西，信息收集不全，也将影响大脑智力的发育。佩戴眼镜也是对近视的一种治疗方法，6个月大的宝宝即可以使用眼镜了。由于很难将眼镜戴在宝宝的耳朵上，通常会采用后面有橡皮筋连接的特制眼镜。另外，在挑选眼镜时，爸爸妈妈要注意眼镜是医疗用品而不是一般商品，质量优劣比美观度更重要，所以一定要到大医院配镜。

第 2 章

发病信号

疾病总会露马脚，练就慧眼早明了

🔲 高度近视与白内障

陈先生因为左眼的近视度数不断增加来门诊求治。他本来两眼的近视度数都差不多，但是近半年来左眼视力急剧下降，近视度数急速地增加到2000度。"眼镜店的验光员告诉我，他们怎么调度数都配不出来适合我的眼镜，说我可能是弱视。我真的是弱视吗？"陈先生忧心忡忡地问。

近视与弱视的区别近视度数的增加和年龄有关，一般在读小学和中学时期恶化得最快速。高中以后近视度数增加的速度慢慢减缓，20岁以后一般就不会大幅增加了。如果近视度数在20岁以后还突飞猛进，那么肯定有问题。经过医生通过细隙灯显微镜详细地检查，原来40岁出头的陈先生左眼竟然罹患了白内障，视力也减退到0.4，而且无法用眼镜来矫正。

那么，陈先生果真像眼镜店的验光员所说是弱视患者吗？如果小时候两眼近视度数就相差900度以上，那么有一只眼睛的确有可能因为看东西时不等视而造成弱视。这种弱视如果在小的时候没有好好地治疗，长大后就没有办法再让视力恢复正常了。但是陈先生的近视度数增加是发生在近半年内。而且医生从他的叙述中得知，他过去两眼视力都可矫正到1.0，因此弱视的说法是不正确的。

为什么陈先生刚过 40 岁就会受到白内障之苦？白内障原本不是属于老年性的疾病吗？又为什么白内障的形成会和近视度数加深扯上关系呢？

我们知道，老年性白内障是最常见的一种白内障，这种白内障就像白头发一样，年纪越大越有可能有，并且越严重，而且是有可能发生在每一个人身上的一种老化现象。其实，除了老年性白内障以外，白内障也会因为代谢疾病（如糖尿病）、外伤、青光眼、虹膜炎或药物（如类固醇）的使用不当而提早发生，而近视（尤其是高度近视）也是早发性白内障的一个成因。

本来透明的眼睛水晶体渐渐转变成黄褐色，折光系数因为晶体致密度增加而提高，所以使得水晶体的屈光能力增强，好像放大镜的倍数突然增加一样，连带使近视度数不断攀升，视力也越来越差。在老年性白内障形成时也可能有近视度数增加的现象。有的患者因此不需借助老花眼镜来阅读，老视程度获得改善，就好像返老还童一样，有的人戏称这种现象为"视力的第二春"，但是如果白内障越来越厉害，近距离阅读与远距视力都会渐渐模糊。

陈先生两眼的角膜屈光度与眼轴长度几乎是相同的（这两个系数与近视度数密切相关）。理论上两眼的近视度数应该相距不远，之所以两眼度数相距 900 度以上是因为单眼白内障形成使得近视度数增加所致，所以我们可以运用白内障手术来进行治疗。陈先生仔细听完说明后，同意以手术方法来治疗，手术后视力很快又恢复到1.0了。

白内障、青光眼、视网膜黄斑病变与视网膜剥离是高度近视的四大并发症，高度近视患者最好定期做眼睛的健康检查，早期发现才可早期治疗。

近视眼的一般表现

（1）近视眼的临床表现多种多样。轻度近视者对模糊的远处物象多习以为常，且因视近非常清晰，平时生活、学习及工作多能适应，并不感到有所限制。仅当有视远需要，或当与正常视力者比较，或当健康体格检查时，方被察觉。一般主诉视力模糊或直接诉说"近视"，如看不清黑板，分不明路标等。而一旦戴上矫正眼镜后，惊叹眼前出现了另一个世界。一些早年即有近视者，由于远视力明显低下，平时喜居室内，独自活动，从而性格多趋内向。

（2）为了减少眼的弥散光圈所形成的朦胧像，不少近视者多通过缩小睑裂，增加景深来提高视力，故常表现为习惯性眯眼动作。通常近视眼的外观表现为眼球较大、饱满、前突。当眼球极度内转时，赤道部可出现于睑裂区，单眼高度近视者这一现象较为明显。角膜中心区较薄，曲率半径较小。随着年龄的增加及屈光度的加深，角膜地形图也渐相应显示近视眼的这些特点。前房一般较深，近视＞3D者要比＜3D者深约0.15mm。周边前房深度亦大于远视眼，但近视＞8D者一般不再加深。近视眼房角多为宽角。瞳孔通常较大，反应时显迟钝，瞳距亦多较宽。

（3）飞蚊幻视或飞蝇幻视是近视眼常见主诉。这是由于玻璃体变性、液化、混浊所形成的细微漂浮物，投影在视网膜上，而引起眼前黑影飘动的现象。由于部位、大小、数量不同而形态多样。可呈点状、线状、网状或云片状，眼前如同有蚊虫或苍蝇飞动。数量不一，时隐时现，密度不均，有淡有浓。可见于各类近视眼，出现可早可迟。一般随年龄增长而稍增多。当注意力分散，或日久由于适应与习惯，飞蚊（蝇）可不察觉。通常不影响视力，但有些患者对此十分敏感，常为眼前的异常现象而烦恼。但若黑影突然增多，或固定于一处，并有闪光等其他异常表现，加上视力明显下降及视野缺损等，则应立即作进一步检查，以排除其他疾病的发生。

（4）通常近视者在过多用眼后可出现一些异常感觉及视疲劳现象。多见于有散光、屈光参差，或全身状况不佳时。如视物变形、重影、小视（尤见于配戴高屈光度的眼镜时）、闪光、变色、畏光、眼干、眼痒、眼异物感、眼皮沉重、眼酸胀疼痛、头痛及不能持久阅读等。

引发这些现象的可能原因：近视眼的调节与集合功能关系失调，出现调节紧张及斜视；高度近视眼的调节范围很小，阅读过近时难以适应距离上的变化；配镜不当（如屈光过矫、镜架过大、瞳距有误等），或曾接受不适当的屈光矫正手术；有并发症；心理因素等。

（5）近视眼的 AC/A 值较高，且随屈光度的加深而增大。当注视近处物体时，为保证双眼单视及增强视觉效果，双眼不仅进行调节，同时产生集合（辐辏）及瞳孔缩小。正视眼明视 25cm 处物体时，要求有 4D 的调节及 4ma 的集合。而一个 2D 的近视眼，仅需要 2D 的调节，但集合仍为 4ma，即集合大于调节。为解决这种失调关系，办法之一是增加调节，以求接近集合。办法之二是减弱集合，以求与调节相称。前者可引发调节紧张或痉挛，从而使近视现象加深。后者可导致眼的肌力不平衡，出现斜视，并常引发视疲劳。近视眼的双眼协动功能可能有着复杂的因果关系，而非只表现为简单的调节及眼位的异常变化。

第 3 章

诊断须知

确诊病症下对药，必要检查不可少

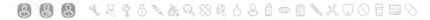

怎样进行视力检查

标准的视力检查包括远视力和近视力两方面。

检查远视力。我国通常用国际标准视力表和我国缪天容创立的对数视力表。检查时，被检者坐在距视力表5m的地方，国际标准视力表1.0或对数视力表5.0与被检眼在同一水平，双眼分别检查，先右后左，从上而下。受检者迅速说出视标缺口方向，把说对的最小视标一行的字号记录下来。正常人的视力为1.0或5.0。当视力低于0.1时，可逐步走近视力表，按0.1×d/5算出（d为被检者看清该行时距视力表的距离）其视力。如在3 m处以看清0.1时，则视力为0.06。当视力低于0.01时，即在0.5 m处不能辨别0.1时，改为指数（FC）/距离。若5cm还不能辨认指数则改为手动（HM）/距离。如对手

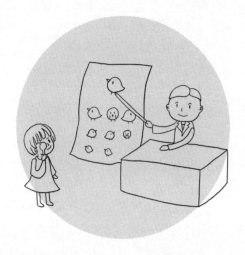

动亦无感觉，可在暗室内用烛光或手电筒照射眼睛记录光亮为光感（LP），或无光感。如有光感，要作光定位检查。

检查近视力。我国通常用 Jaeger 氏近视力表和我国徐广第设计的 E 字标准近视力表。视力表应放在光线充足的地方，或用日光灯照明。正常人在正常光线下距离 30cm 能看清楚第 10 行为 1.0。如果因近视或远视而改变了视力表与眼睛的距离，则将改变的距离一并记录。

眼的一般检查包括哪些内容

眼的一般检查，包括眼附属器和眼前段检查。

（1）眼附属器检查。包括眼睑、泪器、结膜、眼球位置和眼眶的检查。

①眼睑检查。一般是在自然光线下用望诊和触诊检查。主要观察：眼睑有无先天异常，如眼睑缺损、睑裂狭窄、上睑下垂等；眼睑皮肤异常，如红、肿、热、痛、皮下气肿、肿块等；眼睑的位置异常，如比较双侧睑裂的宽窄，有无睑内外翻；睑缘及睫毛异常。

②泪器检查。包括泪腺、泪道两部分。检查泪腺区有无肿块，注意泪点位置有无内外翻及闭塞，泪囊区有无红肿、压痛和瘘管，

挤压泪囊时有无分泌物自泪点溢出，并通过器械检查泪液的分泌量，泪道是否狭窄及阻塞。

③结膜检查。注意结膜的颜色，光滑透明度，有无充血水肿、乳头增生、滤泡、瘢痕、溃疡和新生肿块等。

④眼球及眼眶检查。检查时应注意眼球的大小、形状位置和眼球的运动，有无不随意的眼球震颤。

（2）眼球前段检查。包括角膜、巩膜前段、前房、虹膜、瞳孔、晶体的检查。

①角膜检查。注意角膜的大小透明度、表面光滑度、新生血管、弯曲度和知觉。

②巩膜检查。注意巩膜有无黄染、结节、充血和压痛。

③前房检查。注意前房深浅，房水有无混浊、积血、积脓、异物等。

④虹膜检查。注意虹膜颜色、纹理，有无新生血管、萎缩、结节、囊肿、粘连，有无虹膜根部离断、缺损、震颤和膨隆现象。

⑤瞳孔检查。注意瞳孔的大小、位置、形状，瞳孔区有无渗出物、机化膜及色素，瞳孔的直接对光反射、间接对光反射、近反射是否存在。

⑥晶体检查。注意晶体透明度、位置和晶体是否存在。

色盲和色弱是怎样确定的

色盲和色弱的检查大多采用主觉检查，一般在较明亮的自然光线下进行，常用检查方法如下。

（1）假同色图。通常称为色盲本，它是利用色调深浅程度相同而颜色不同的点组成数字或图形，在自然光线下距离 0.5 m 处识读。检查时色盲本应放正，每一图不得超过 5 秒钟。色觉障碍者辨认困难，读错或不能读出，可按照色盲表规定确认属于何种色觉异常。

（2）色线束试验。是把颜色不同，深浅不同的毛线束混在一起，令被检者挑出与标准线束相同颜色的线束。此法颇费时间，且仅能大概定性不能定量，不适合于大面积的筛选检查。

（3）颜色混合测定器。Nagel 根据红＋绿＝黄的原理，设计出的一种光谱仪器，它可以定量地记录红绿光匹配所需的量，以判定红绿色觉异常，此法既能定性又能定量。

裂隙灯显微镜能发现哪些眼病

许多人有这样的经历，在眼科看病时，暗室中有一台仪器，既像望远镜，又像显微镜，这就是眼科医师常说的裂隙灯显微镜，是眼科检查必不可少的重要仪器。裂隙灯显微镜由照明系统和双目显微镜组成，它不仅能使表浅的病变观察得十分清楚，而且可以调节焦点和光源宽窄，做成"光学切面"，使深部组织的病变也能清楚地显现，那么裂隙灯显微镜能观察到哪些眼病呢？

当用弥散照明法时，利用集合光线，低倍放大，可以对角膜、虹膜、晶体作全面的观察。

当用直接焦点照明法时，可以观察角膜的弯曲度及厚度，有无异物及角膜后沉积物（KP），以及浸润、溃疡等病变的层次和形态；焦点向后推时，可观察到晶体的混浊部分及玻璃体前面 1/3 的病变情况；如用圆锥光线，可检查房水内浮游的微粒。

当用镜面反光照射法时，可以仔细观察角膜前后及晶体前后囊的细微变化，如泪膜上的脱落细胞、角膜内皮的花纹、晶体前后囊

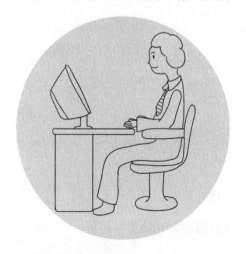

及成人核上的花纹。

当用后部反光照射法时，可发现角膜上皮或内皮水肿、角膜后沉着物、新生血管、轻微瘢痕，以及晶体空泡等。

当用角巩缘分光照明法时，可以发现角膜上极淡的混浊，如薄翳、水泡、穿孔、伤痕等。

当用间接照明法时，可观察瞳孔括约肌、虹膜内出血、虹膜血管、角膜血管翳等。同时裂隙灯显微镜还可以附加前置镜、接触镜及三面镜等，配合检查视网膜周边部、前房角及后部玻璃体，经双目观察更可产生立体视觉。

眼底荧光血管造影方法有什么临床意义

眼底有丰富的血管，由于某些原因会使眼底产生病变，从而造成视力的下降。为了观察眼底血管的状况，眼科医生经常采用眼底荧光血管造影的方法。将被检眼充分散瞳，从肘前静脉快速注入荧光素后，用装有特定滤光片组合的眼底照相机，专门拍摄眼底血管中荧光素循行时吸收激发光线后所发射出的荧光。眼底荧光素经过的地方能使胶片感光而显影，从而了解眼底微循环结构及各种生理病理变化，为多种眼底疾病的诊断、治疗、疗效观察和机制研究提供有价值的资料。

近期还有人研制出了一些新型造影方法，如靶染料释放系统眼底血管造影、脂质体空泡系统眼底血管造影、吖啶橙眼底血管造影等，但还未普遍用于临床。

视觉电生理检查的临床意义

由于眼睛受光或图形的刺激，会产生微小的电位、电流等电活动，这就是视觉电生理。正常人与眼病患者的电活动有所差别，因此可以通过视觉电生理的检查，来诊断某些眼病。视觉电生理检查包括眼电图（EOG）、视网膜电图（ERG）及视觉诱发电位（VEP）三大部分。

眼电图（EOG）主要反映视网膜色素上皮——光感受器复合体的功能。

视网膜电图（ERG）主要反映视网膜感光细胞到双极细胞及无长突细胞的功能。

视觉诱发电位（VEP）主要反映视网膜神经节细胞至视觉中枢的传导功能。

总之，视觉电生理检查是一种无创伤性的视觉功能的客观检查方法，它不仅适合于一般的患者，更适合于不能做心理物理检查的患者，如婴幼儿、智力低下者或伪盲者；另对屈光间质混浊，看不到眼底者，它可克服混浊的障碍，测定到视功能，如白内障、玻璃体混浊。视网膜脱离术前的视觉电生理检查可帮助预测术后视力恢复情况。此外，如将视觉电生理检查方法联合应用，可对整个视觉系统疾患进行分层定位诊断，从功能上对视觉系统进行断层扫描。因而，视觉电生理检查在眼科临床已越来越广泛地被使用。

眼用A超的应用范围

A超是A型超声波的简称，它是根据声波的时间与振幅的关系，来探测声波的回波情况，其定位准确性较高。眼用A超是将探头置于眼前，声束向前传播，每遇一个界面发生一次反射，回声按返回时间以波峰形式排列在基线上，以波峰的高度表示回声强度，回声愈强，波峰愈高。A超形成一维图像，对病变解释较困难，但对组织鉴别力较高。A超轴向分辨力高，可用液晶数字显示前房深度、晶体厚度、玻璃体腔长度和轴长度，精确度达0.01mm，用于眼活体结构测量。A超型角膜厚度测量仪可用于测量角膜厚度，精确度达0.01mm，用于角膜屈光手术前测量角膜厚度。A超对球后视神经和眼肌不能测量。目前许多A超都输入了人工晶体计算公式，当测量眼轴和角膜曲率后，可自动转入人工晶体计算模式，得出所需的人工晶体的精确度数。

眼用B超的临床价值

B超在医院的临床诊断中已经被广泛应用，但你知道吗，B超也可用于眼科的眼病诊断。B超的回声以光点表示，每一回声在显示屏上形成一个光点，光点亮度表示回声强度，回声愈强，光点愈亮，把光点连接起来就成为一幅二维图像。当屈光间质不透明时，B型超声探测是了解眼内情况的方法之一，可检查白瞳孔症、屈光间质不清、视网膜和脉络膜脱离、眼底隆起物、眼球萎缩、原因不明的视力减退和高眼压、可疑眼内寄生虫和后巩膜炎、术后浅前房、玻璃体混浊或积血；各种原因引起的眼球突出，如肿瘤、炎症、血管病及假性眼球突出；可疑眼球筋膜炎、原因不明的视力减退及眼球运动障碍；泪囊区、眼睑和眶缘肿物及眼肌及视神经的测量；眼球穿孔伤及后部破裂伤、异物定性和磁性试验、可疑眶内血肿或气肿；可疑炎症、肿瘤、囊肿、血管畸形、动静脉直接交通等。

介入性超声是指用超声引导针穿刺活检、眼球非磁性异物取出的手术导引及眼肿瘤手术的台上探查。

较先进的 B 超具有玻璃体增强功能，可探测到细小的玻璃体混浊及后脱离，对玻璃体视网膜手术意义较大。目前三维立体眼科超声已研制成功，它可对数百幅二维 B 超进行三维重建，合成三维立体断层影像，并可多层面及轴向上进行旋转、剖切，可精确定位定量肿瘤、玻璃体及网膜等病变的范围和结构，为诊断及手术计划提供科学的、精确的、直观的三维立体影像，对病理学研究同样有重要意义。

近视眼的视功能改变

（1）视力

①远视力。近视眼最主要表现为远视力低下，低下程度与屈光度相关，即屈光度愈高，视力愈差。变性近视眼的视力下降更为明显。

②近视力。近视力正常或优良是近视眼的一大特点。但若有明显并发症，如眼底（后极部）病变、晶状体混浊、病理性散光及弱视者，近视力也可有不同程度的下降。

③矫正远视力。通过合理的光学矫正，近视眼多可获得良好的矫正远视力，尤见于单纯性近视眼、年龄为 10 ~ 50 岁、屈光度在

6D 以下，且无明显散光者。

近视眼矫正后远视力不能达到正常水平的原因除屈光度高（＞10D 的近视眼矫正视力多难达到 1.0）、明显散光、屈光参差、弱视及并发症等有关外，还有可能与验光操作误差、屈光未能合理矫正及其他（如心理因素）等有关。有报道称，轻度近视眼矫正视力≥ 1.0，占 99.7%，中度近视眼占 98.9%，＞ 6D 的近视眼占 57.6%，而＞ 12D 的近视者，矫正视力均＜ 1.0，其中＜ 0.5 者占 62.96%。在高度近视眼的人群中，影响视力矫正效果主要决定于眼后极部病变的类型与程度。若为弥漫性病变，矫正视力多＜ 0.7，晚期可降至＜ 0.5 左右。若为斑块状病变，则因黄斑区脉络膜变性、感光细胞层受损，矫正视力多不及 0.5。此外，还与视网膜成像质量及中心暗点等有关。

④立体视觉。近视眼能经光学矫正者，立体视觉多无明显异常。

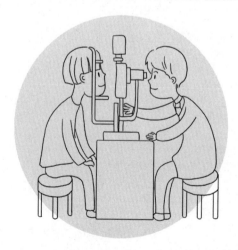

但屈光度高、矫正视力差及有并发症（如有斜视及弱视等）时，立体视觉则有可能受到影响。

（2）其他视功能

除生理盲点扩大外，周边视野早期亦可异常，主要表现为周边视野缩小，但临床上常被忽略。早期多见于颞侧，亦可见有局部缩小、环形暗点、中心暗点或旁中心暗点。近视眼光觉敏感性多降低。黄斑照明实验发现光敏感度阈值上升、恢复时间延长。暗适应功能亦可能异常，甚有表现不同程度的夜盲。暗适应异常程度取决于近视屈光度及轴长。> 8D 的近视者，屈光度每增加 1D，40 分钟的暗适应敏感下降 0.05log 单位。暗适应异常的原因，主要为脉络膜萎缩及视网膜色素上皮细胞变性。由于视网膜血液循环障碍，变性近视眼的对比敏感度（CSF）亦多表现异常，高频区敏感性降低明显。约有近 70% 的近视眼有不同程度的蓝色觉及黄色觉异常。而当黄斑及其周围脉络膜视网膜变性时，红色觉亦可出现障碍。色觉异常程度与屈光度高低及眼底后极部病变的轻重相关，亦有可能与晶状体改变有关。变性近视眼多呈低常型视网膜电图（ERG），b 波降低及潜时延长，与视功能下降程度一致。a 波变化亦很明显，但多有波动，b/a 比值随屈光度的增加而变大。变性近视眼的多焦视网膜电流图观测表明，视网膜锥体细胞功能下降。近视眼的矫正视力越差，视觉电生理改变越大。各项检查的异常程度，明显与视网膜脉络膜萎缩及色素上皮变性的程度相关。

近视眼的眼轴

人的眼球大小直接决定眼的屈光状态及屈光程度。眼球的径线包括前后径（矢状轴）、横径及垂直径。近代随着生物测量技术的发展，前后径（眼轴）测定也有了新的手段（如 A 型超声诊断仪等），可作为屈光的常规检查。

不仅测定眼球的前后径，还包括角膜、前房、晶状体及玻璃体腔多种屈光成分参数的记录，已成为认识与研究近视眼的重要指标。有报道正常眼轴为 22.24 mm ± 0.73mm，但通常多认定轴长 24mm（或 23.5mm ～ 24.0mm）为正视眼。眼轴延长的直接结果是屈光度的近视化。每延长 1mm，相应增加约 3D 的近视。眼轴长与屈光度明显相关，> 25mm 者多可表现有不同程度的典型近视性眼底病变。

近视眼眼底征象

近视眼最重要、最多见的临床表现是眼底改变。随着现代检查方法及诊断技术的发展，有了不少新的发现。已肯定引起眼底病变的基础主要是眼轴的延长。各种病变既可能是近视眼的特征，也可看作是一类并发症。

近视眼的病理意义不仅在于屈光不正本身，而在于眼底（视网膜-脉络膜等）为主的眼部病变。眼组织的近视性退行性变（变性与萎缩）是引起诸多并发症乃至最终致盲的根本原因。单纯性近视眼常见征象有豹纹状眼底及视盘颞侧弧形斑等。变性近视眼的眼底多具有特征性的近视性改变。对于这些改变的程度及表现规律，研究者们从不同角度作了各具特点的描述。如有将变性近视眼底病变分为3期：初期、进行期及晚期。有按眼底病变范围分成3型：后极中心型、周边型及混合型。我国夏德昭将高度近视眼眼底改变分为5级：一级（近视眼Ⅰ），正常或呈现豹纹状；二级（近视眼Ⅱ），豹纹状＋巩膜后葡萄肿；三级（近视眼Ⅲ），豹纹状＋后葡萄肿＋漆裂纹；四级（近视眼Ⅳ），局限性视网膜、脉络膜萎缩斑和（或）有Fuchs斑；五级（近视眼Ⅴ），后极部呈现广泛地图样视网膜-脉络膜萎缩斑。

（1）豹纹状眼底

豹纹状眼底是近视眼的一大特征。由于眼球向后伸长，视网膜血管离开视盘后即变直变细。脉络膜血管亦相应变直变细或明显减少。同时由于色素上皮层营养障碍，浅层色素消失，脉络膜橘红色大血管暴露明显，由此而呈现的眼底被称之为豹纹状。出现率高达80%，而当眼轴明显延长、屈光度更高时，出现率可超过90%。

（2）视盘

视盘外形受视神经通过视神经管路径的影响，通常此径呈直角。

近视眼的视神经轴多斜向颞侧，偏斜进入球内。近视眼的视盘较大，平均横径 1.55 mm ± 0.5mm，直径 1.75 mm ± 0.5mm，面积多超过 $3mm^2$，而正常眼平均为 $2.0 mm^2 ± 0.5mm^2$。

多呈椭圆形，长轴垂直，可稍倾斜。颞侧平坦，边界部分模糊不清，可与弧形斑相连。从视盘的形态有可能对近视眼的发展变化进行预测。

（3）弧形斑

弧形斑是近视眼特征性表现之一。出现率在轻度近视眼为40%，中度近视眼为60%，高度近视眼可超过70%，男女无差别。由于眼球向后伸长，视盘周围的脉络膜受到牵引而从视盘旁脱开，相应处巩膜暴露而形成特有的弧形斑。弧形斑明显随屈光度的加深而增大。多居颞侧（约占80%）。若眼球继续向后生长，则可扩展到视盘四周，单纯居鼻侧者罕见，呈半月形。大小不一，大者甚可超过一个视盘径，延及黄斑区，并与后极部萎缩区连成一片。有时紧靠弧形斑，颞侧有一棕红色的迁移区，表明该处仍有部分脉络膜存在。

（4）黄斑

黄斑区有无病变及病变程度，直接决定近视眼视功能的好坏。单纯性近视眼的黄斑区多可保持正常状态，但变性近视眼则多被累及，出现率很高。

病变表现多样，功能受损明显。通常与年龄、性别、轴长及屈光度明显相关。主要表现有：黄斑红变（中心凹反光消失，出现一境界不清的深红色斑点，此系扩张的毛细血管丛透过变薄的组织所致），黄斑色素紊乱（退行性变的早期表现）及黄斑新生血管。新生血管可严重影响视力，多见于＞10D及30岁上下的近视眼患者。新生血管常于出血后出现，来自脉络膜毛细血管。眼底荧光造影可见黄斑区有近视性视网膜下新生血管。轴长＞26mm者，新生血管可渐扩张到眼底后极部更大区域。单纯性黄斑新生血管多可成为其他病变（如Fuchs斑、裂孔及后葡萄肿等）的基础，或本身即为其他病变的初期表现。

（5）Fuchs斑

Fuchs斑亦为变性近视眼特征性表现，最早分别由Forster及Fuchs介绍，故亦称之为Forster-Fuchs斑。检查可见黄斑区呈轻微隆起的圆形、椭圆形或形状不规则的暗斑。色灰黑或灰绿，位于中心凹或其附近，约为1/3～3/4视盘大小。边缘可见小的圆形出血或色素环。发生率约为 5% ~ 33%。自觉视物变形、视力下降及中心暗点，似有薄纱遮住中央视线。病程缓慢，后渐趋稳定。早期因急性出血可形成出血性盘状脱离，晚期因出血吸收而有色素增生。荧光血管造影可见一小的盘状变性灶。急性出血期出现色素上皮或神经上皮脱离，或两者均有脱离。视网膜下新生血管在造影初期及中期最清晰。

荧光渗漏呈颗粒状、绒球状或不规则花边状。后期扩散，边缘模糊不清。若有出血或色素，则见环形荧光遮盖区。出血吸收期造影可见色素堆积，遮挡荧光。后期瘢痕组织染料着色，白色机化斑可呈现假荧光。检眼镜下见到的新生血管病变，要小于荧光造影所见范围。Fuchs 斑曾被认为是玻璃膜（Bruch 膜）破裂及视网膜下新生血管所形成的黄斑盘状病变。有的 Fuchs 斑表现为黄斑区有一黑色斑块，略小于视盘，圆形，边界清楚。有时黑色斑块可渐扩大，或可变为灰色或灰白色，斑块四周有萎缩带。有 Fuchs 斑者脉络膜并无明显改变，玻璃膜也未破坏。黑色斑点区内可有色素上皮增生，并伴有一种细胞性胶样渗出物，这种渗出物和增生的上皮形成一弧形隆起面。在色素上皮增生区的四周，色素上皮细胞的色素较正常减少，有时色素缺如。Fuchs 认为这些改变与眼轴向后部伸展及眼球膨胀密切相关。大多数人认为 Fuchs 斑是黄斑区严重出血的结果。

如吸收缓慢，最后会被渗出、机化物和色素块所代替。Fuchs 斑与漆裂纹样病变密切相关。在有 Fuchs 斑的患者中，伴有漆裂纹样病变者常超过 55%。起病前视力即可减退，但在整个病程中，视力有时亦可能趋向好转或稳定。

（6）漆裂纹样病变

漆裂纹样病变是近视眼的另一个特征性表现。眼底可见不规则的黄白色条纹，如同旧漆器上的裂纹，为玻璃膜出现的网状或枝状裂隙。亦称玻璃膜裂纹。发生率报道不一，高者达 38%，低者为 16.4% 及 4.3%。主要见于眼球后极部及黄斑区，有的与弧形斑相连，数量（2 ~ 10 条）不等。平均长度约为 0.8PD。血管造影早期可透见荧光，有时可见脉络膜大血管在其下方交叉而过。动静脉期荧光增强，晚期可见漆裂纹处组织着色，并有较强荧光，但无渗漏。少

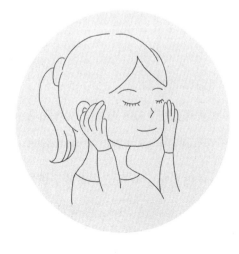

有直接损害视功能情况，但可引起视物变形及相对旁中心暗点，并可诱发视网膜下血管新生及黄斑出血，是视力进一步受损的先兆。

通过荧光血管造影及三面镜观察，可见漆裂纹样病变细小、不规则，有时呈断续的浅黄色线条或粒点状，有时呈分枝状，位于视网膜最深部。其底部常有大或中等大的脉络膜血管横跨而过，见于黄斑区及其周围。可伴有脉络膜出血。漆裂纹样病变可能为玻璃膜皲裂和色素上皮萎缩引起。其发生可能有遗传因素，更有可能与生物力学异常、眼球伸长的机械性作用（眼轴延长、眼压升高、眼内层变形及 Bruch 膜牵引撕裂）有关，并与血液循环障碍、年龄增长有关。与眼底其他病变，如后巩膜葡萄肿等均有联系。这些异常便为黄斑出血及脉络膜新生血管长入视网膜提供了机会。随着病程的发展，最终可诱发脉络膜、视网膜的进一步萎缩变性。漆裂纹样病变的实际发生率可能更高，因为部分可能已与深层脉络膜萎缩区融合，常规检查不一定都能及时发现。

（7）周边视网膜脉络膜病变

变性近视眼除黄斑区外，眼底病变的另一好发部位为周边部（赤道区附近），亦为眼轴延长的结果。并随眼轴的进一步延长而不断发展。只是早期不直接影响中心视力，故多不被发现。但发生率高，一般报道为＞50%，甚至高达70%，亦可见于中、低度近视眼；早期变性近视眼虽无明显异常表现，但用间接眼底镜检查即可发现至少有20%以上的患者，周边视网膜已有变性病灶；病变范围多数较大，至少累及 1 ~ 2 个象限；明显影响周边视力——视野；多种病变与并发症同时存在；变性常可导致视网膜裂孔和脱离。因此，周边视网膜脉络膜病变亦有很大的危害性。眼底周边病变主要表现有弥漫性脉络膜退行性病灶、带状脉络膜退行性病灶及视网膜囊样变性。变性可分为 4 型：白色（无压力型）变性、色素变性、铺路石样变性及格子状变性。发生率与年龄无关，与屈光度显著相关。病变分布以颞侧居多。主要表现为格子状变性（12.3%）、霜样变性（23.1%）、牵引灶（8.4%）、囊样变性（5.0%）及裂孔（2.5%）等。

近视眼的危害性主要在于并发症

除远视力等视功能普遍低下以及特有的体征（豹纹状眼底及视盘弧形斑等）外，近视眼的并发症多种多样。通常随屈光度的加深及年龄增长而逐渐增多与加重，从而导致更多视觉功能的不断受损。而且由于脉络膜视网膜变性、黄斑病变及视网膜脱离等的损害，时可致盲。引起并发症的病理学基础主要为眼轴延长、血液循环障碍、营养不良及特异性的组织变性等。

常见并发症包括：由于眼结构异常、营养障碍引起的玻璃体、脉络膜及视网膜变性；由于眼轴延长、巩膜伸长、生物力学异常所致的黄斑变性萎缩及后极部葡萄肿；由于视力低下、屈光参差及调节辐辏功能失调所致的弱视及斜视等。多种多样的病理表现既可看作是近视眼的并发症，亦可归属为变性近视眼的本身征象，其中有着复杂的因果关系。

（1）玻璃体病变

近视眼有着特征性的玻璃体变化。由于眼轴延长，玻璃体腔增大，促使玻璃体发生进行性变性，从而相继发生液化、混浊及后脱离等。胶状玻璃体液化，正常网架结构破坏，留下空虚的光学间隙。原有薄纱样的纤维支架组织已不完整，时有点状、条状、块状或膜状混浊漂浮物。眼球运动时，这些游离物飘动更为明显，因而眼前似有蚊蝇飞动的现象。随着眼轴的不断伸长，玻璃体与视网膜之间可出现一些空隙。空隙为淋巴液填充，从而形成玻璃体后脱离。

后脱离在检眼镜下呈鱼嘴状，圆形或椭圆形。裂隙灯下切面呈带状，其后为透明液体。玻璃体脱离加上已变性和收缩的玻璃体对视网膜的牵引，而易引发视网膜脱离。

（2）白内障

由于近视眼的眼内血液循环障碍及组织变性等异常，晶状体亦可受累，主要表现为晶状体混浊。混浊可为后极型，亦可呈核性。色棕黄，病程进展较慢。核性混浊者，因晶状体屈光力增加，可使近视程度一时性加深。晶状体手术时及手术后的并发症，近视眼较无近视眼者为多。除白内障外，近视眼亦有可能引发晶状体脱位。

（3）青光眼

在近视患者中，开角型青光眼患病率为正常人的 6～8 倍。正常眼压性青光眼及可疑青光眼的比例也明显高于其他人群。而在开角型青光眼患者中，近视眼占 46.9%。通常多见于 40 岁以下及眼轴超过 26.5mm 者。患者可较早出现盲点，生理盲点亦较正常眼为大。眼压多为轻度升高，平均 5.02kPa（37.74mmHg）。房水流畅系数（C 值）较低，压畅比（Po/C）较高，房水流量较低，角膜曲率较大，巩膜硬度系数（E 值）偏低，前房较深。视盘边界模糊，色泽对比不明显，凹陷多不典型，但杯盘比多高于正常人，血管屈膝及移位现象不明显。皮质类固醇诱发试验的阳性率较高。有些变性近视眼伴有高眼压时，视盘边缘陡峭程度变大，且多先于视野改变及视盘凹陷扩大之前出现。由于病程缓慢，青光眼的征象多不明显。早期的异常多为近视眼的表现所混淆或掩盖（如常把青光眼视盘凹陷看作为近视眼的可能表现等），故变性近视眼伴发的青光眼常被漏诊，尤当常规采用压陷式（Schiötz 眼压计）方法测定的眼压，多因近视眼的眼球壁变薄而偏低。因此近视眼测定眼压可采用压平眼压计。若用 Schiötz 眼压计，则应有巩膜硬度（E 值）及矫正眼压（P0）记录。对于度数较高的近视眼，若出现难以解释的视力下降及屈光度短期内迅速加深情况，即应注意有无青光眼的可能。

青光眼的存在可使近视眼的病理过程加快加重，从而引发更多的器质性与功能性的损害。变性近视眼与青光眼相互影响，可终致恶性循环：眼压升高，促使眼轴延长；而由于眼轴延长，脉络膜视网膜更趋变薄，微循环及血供均进一步受到影响，从而视功能更易受到高眼压的损害。眼压作用应理解为既包括升高的眼压作用，亦包括眼压虽属正常，但承受眼压的组织薄弱、抗力低下，同样能引发病理改变。决定青光眼与决定近视眼的基因之间相互影响的新近研究表明，两者间可能存在有遗传学上的更多联系。

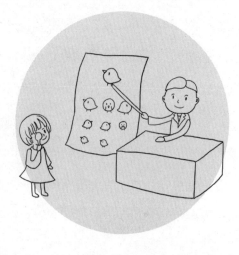

（4）黄斑病变

①黄斑出血。近视眼常见黄斑出血，发生率可达 4.5%。好发年龄段为：20～30 岁及＞60 岁。屈光度多＞－8D。出血日久或反复出血者，可引起增殖性变化及色素病变，预后较差，严重影响视功能，多表现有视力明显下降、中心暗点及变视症等。出血不在中心凹时，视力虽可轻微降低，但时有相对暗点。中心凹出血者视力多明显下降，出血吸收后视力可缓慢回升，但难恢复原状，多留有变形视及比较暗点等异常。黄斑出血通常可分两型。

单纯性黄斑出血。多见，在患者中约占 62%，发病年龄较轻。出血范围可达 0.25～1PD 大小。中心凹处可有 1 个或几个出血斑。多居色素上皮层下，出血多时可达视网膜深层。血来自脉络膜毛细血管，为眼球向后极伸长对脉络膜毛细血管过度牵引所致。通常吸收需时 2～3 个月，不留痕迹。少数可因色素上皮萎缩而留下点状或线状缺损。反复出血者可引发漆裂纹样病变。出血亦提示近视眼可能正在发展。

血管新生型黄斑出血。约占患者的 32%。出血范围约为 1/2～2/3 视盘大小，伴有黄白色渗出斑及灰白色结构。荧光血管造影初期可呈点状及网状病灶，后期渗漏不断扩大。来自脉络膜的新生血管侵入 Bruch 膜，在视网膜深层可形成新生血管网，血浆渗漏可引起增殖反应，3～6个月后瘢痕化（出血吸收后留下纤维型瘢痕灶）。此过程可能与老年性黄斑盘状变性的发生机制相同，但近视眼还伴有眼轴延长、Bruch膜及色素上皮层损伤。

黄斑出血可看作是Fuchs斑的病变之一，即Fuchs斑是因出血所致，与漆裂纹样病变之间可能存在有因果关系。漆裂纹样病变可导致黄斑出血，出血吸收后漆裂纹可增宽，且数量增多。有称黄斑出血者的97%可有漆裂纹病变（有些是当出血吸收后方被发现），黄斑色素性异常的早期亦可能曾有出血。

②黄斑变性。近视眼并发黄斑变性多见于60岁以后。由于营养黄斑的脉络膜毛细血管层消失，或因黄斑区发生脉络膜血管闭塞，引起黄斑区神经上皮细胞的萎缩而终致变性（包括囊样变性及盘状变性等）。可单独发生，亦可看作为整个近视性脉络膜－视网膜病变的一部分。

③黄斑裂孔。黄斑区因长期营养障碍等病理改变，加上视网膜前膜牵引，在原有变性或瘢痕及视网膜－玻璃体粘连的基础上，发生裂孔，并由此引发视网膜脱离。女性及老年人较多，一般近视均＞－8D，尤见于已有后葡萄肿者。

（5）视网膜脱离

视网膜脱离是近视眼常见的并发症，发生率8～10倍于其他人群。原发性或孔源性视网膜脱离者中，近视眼所占比例可高达70%以上。多见于中、高度近视眼（－5D～－8D）。多发年龄为21～30岁及51～60岁。引起视网膜脱离的病理基础是视网膜裂孔的形成。由于变性的玻璃体与有退行性变或囊样变性的视网膜粘连，在玻璃体长期不断牵引下，包括外力作用下，一些部位的变性视网膜被拉出裂孔或撕裂。液化的玻璃体可从此裂口处流入视网膜下，从而使视网膜隆起而脱离。视网膜变性多发生于赤道部及周边部，故裂孔亦多见于相应部位，尤为颞上象限（囊样变性即多见于此）。裂孔以马蹄形（其上可有玻璃体盖）为主，但亦有呈圆形或椭圆形。早期由于变性玻璃体对视网膜牵引，可引起一些刺激征象，如闪光感等，继之多发生视野缺损及中心视力下降。

（6）后巩膜葡萄肿

变性近视眼由于眼球自赤道部向后过度延伸，后极部巩膜明显变薄，发生局限性扩张，在眼内压的作用下，巩膜膨出而形成大小不等的后巩膜葡萄肿。其发生与屈光度的高低及眼轴的长短明显相关。Curtin 报道在眼轴长为 26.5～27.4mm 者中，后巩膜葡萄肿发生率占 4%，而在轴长为 33.5～36.6mm 者中，可高达 71.4%。按不同形态可将葡萄肿分为 10 型，包括复合型 5 种及原发型 5 种，如后极Ⅰ型、黄斑区Ⅱ型、视盘周Ⅲ型、视盘鼻侧Ⅳ型及视盘下方Ⅴ型等。

眼底检查可见后极部脉络膜视网膜大范围变薄、萎缩，边界不规则，多居视盘与黄斑之间，或局限于黄斑区，透光性强，血管清晰，色素游离，有者可同时伴有出血，或出现黄斑裂孔，视盘的位置亦有显著改变。后突的葡萄肿等于延长了眼轴，其底部比边缘部视网膜的屈光度要大，即近视较深。由此，亦可据以诊断后葡萄肿。亦有个别葡萄肿发生于视盘周围。葡萄肿可使视功能更显障碍，预后更差，1/3 的患者矫正视力＜ 0.1，致盲率较高。

（7）弱视

由于近视眼的近视力一般正常，故发生弱视者较少，但＞ 6D 的近视眼却与远视眼有相同发病的机会。发生弱视可能的条件主要有单眼近视、近视性屈光参差、明显斜视及早年开始的高度近视眼。

（8）斜视

近视眼由于调节与集合功能异常及相互关系失调，常伴有隐性外斜或显性外斜，可见于各种程度的近视眼。进行性发展，并多逐渐由隐性外斜变为显性外斜。好发于面型宽、眶距大及双眼屈光不等者。多种视功能，包括近视力、矫正远视力、集合及双眼同视功能早期多可正常。但随着外斜的发展，视功能亦渐现障碍。如集合功能受到影响，常可引发视疲劳，特别是近眼工作者。而当斜角过大时，可诱发失用性弱视及立体视觉功能丧失。有些近视眼由于眼肌平衡功能失调等原因，也有可能引发内斜视。早产儿高度近视眼，时有伴随内斜视者。

在近视性内斜视中另有两种特殊类型：一种见于青年人，逐渐发生，视近与视远时的内斜视的表现不同，基本上属于共同性。另一种的近视程度较深（-15D ~ -20D），多逐渐发展与不断加重。被动牵引试验各方向均见受限，最终可出现固定性内斜视。

近视眼的诊断注意事项

由于近视眼十分普遍，表现又很典型，故较远视眼及正视眼容易识别。但仅据主诉的视力低于正常，不能对近视眼进行定性诊断。确诊近视眼不应只看近视现象，主要依据眼调节静止时的屈光性质与程度，以便划分近视眼类别。为此需要正确采取多种诊断手段，包括了解病史，检查远近视力，并对远视力进行定性测定（如采用雾视法、散瞳法）、近点距离与调节力测定、屈光测定以及睫状肌麻痹下的验光及动态检影，眼底检查及眼轴长度测量等。为进一步确定近视眼性质，可比较常瞳和睫状肌麻痹下的验光结果。常用的睫状肌麻痹药有1%阿托品、1%托品卡胺及1%盐酸环喷托酯等。

中华医学会眼科学会屈光学组将近视在睫状肌麻痹后消失者诊

断为假性近视；度数减少者诊断为中间近视；而近视度数不变者为真性近视。

在近视眼的诊断中，主要依据指标为远视力及屈光状况病理性近视眼易有多种严重并发症，一般通过常规检查即可及时发现与早期确诊，但亦有难度较高者。如近视眼合并青光眼、弱视、视网膜脱离等。特别是在早期，一般易被忽略。故应提高警惕，全面仔细检查，通过视力监测、屈光复查，以及采取一些有针对性的特种检查方法，以求尽早得出结论。

与近视眼容易混淆的情况

（1）老视

远视和老视是 2 种不同屈光状态，但由于都用凸透镜矫正，远视力又都好，两者往往被混淆。远视是一种屈光不正，戴凸透镜后既可看清远方，也能看清近方，而老视只是由于调节力的减弱，对近方目标看不清，属于一种生理性障碍，戴上凸透镜后虽能看清了近方目标（书、报），但不能同时用此镜看清远方物体，这和近视者戴镜的情况不同。

（2）正视

调节力较强的轻度或中度近视眼，可借调节作用自行矫正其近视，对远、近目标均能看清，外观上和正视者无异。鉴别近视和正视可以采用客观检影法进行。

🔲 辨别儿童近视眼真假

儿童眼球正处在生长发育时期，如果不注意用眼卫生，使眼球前后径（即眼轴）变长（超过正常的24mm），致使平行光线进入眼球后，焦点落在视网膜之前，而不能形成清晰物像，是为近视眼。假性近视眼则是指眼球大小、长度没有改变，由于不重视用眼卫生，过度调节，使睫状肌处于持续收缩状态（即调节痉挛），晶状体持续地凸起不能复原，因而屈光力极大地增强，致使平行光线进入眼球后，焦点也是落在视网膜之前，而看不清远处物体。因此，假性近视眼是属于功能性改变，它没有器质性变化，只要设法缓解调节痉挛，假性近视眼就不存在了。

（1）云雾法

先让患者戴一个度数较高的凸透镜，最好用300度的老花镜，使患者看不清楚，犹如处于云雾之中，持续20～30分钟，目的是缓解睫状肌的紧张作用。

（2）散瞳法

用睫状肌麻醉剂，如1%阿托品或2%后马托品溶液点眼，以麻醉睫状肌而除去调节紧张。用上述方法试验之前，应先查明远视力，如果孩子的视力较试验前有进步或恢复正常，例如试前双眼视力为0.5，试验后为1.0，则可诊断为假性近视眼。

（3）远眺法

即每用眼一段时间后，尽量往远处看，望绿色树木更好。每日2次，每次15分钟。

（4）眼保健操

每天用眼一段时间后即可做一次儿童眼保健操，以达到使眼睛充分得到休息的作用，松弛调节，消除眼睛疲劳。

第 4 章

治疗疾病
合理用药很重要，综合治疗效果好

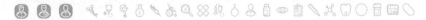

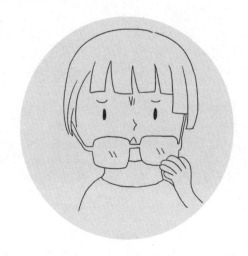 配戴眼镜有讲究

长期以来，人们进行了大量的近视眼治疗探索，已有数不清的治疗方法，但对一些方法的有效性一直存有很多争议。一般认为配戴眼镜作光学矫正是较基本而有效的方法。随着科技的发展，各种矫正近视眼的屈光手术已在国内外开展。确切有效的药物治疗方法也正在积极探索中。

在近视眼的眼前放置一适当凹透镜，平行光束通过后被分散入眼，焦点因此后移，正落在视网膜上，可获得清晰的远视力。矫正近视凹透镜片度数的选择原则是，在获得正常视力（1.0 ~ 1.2）或最满意的视力（即矫正不到 1.0 时的最佳视力）的几个凹透镜片中选其中度数最小的作为该眼的矫正度数。

关于近视的眼镜矫正有两种相反观点：主张调节说的人们认为，眼镜矫正增强了调节作用，可能对近视的发展以有害的影响，故强调近距工作时不要戴眼镜，而为了看远也尽可能用低度凹透镜作部分矫正；而主张集合说的人们则认为，集合时眼外肌对眼球的压迫可导致近视的发生或发展，故主张近视应戴完全矫正眼镜，而且不仅平时看远要戴，即使在阅读、书写或近眼工作时也要戴镜。其理由是近视者戴完全矫正眼镜能保持正常读书距离和减少过度的集合活动，从而消除了导致近视发生和发展的原因。

要解决以上争论，最好的方法是实地调查戴镜对近视眼发展的影响。因此从总体上看，既不能证明戴镜能使近视眼发展变慢，也未发现戴镜会促使近视眼加重。戴镜的主要作用应是矫正远视力，便利工作、学习和生活。至于戴镜是否可能对不同类型近视眼的发展有不同影响，则还有待观察。

正确适当度数的凹透镜除提高视力外，可恢复调节与集合的平衡，缓解视疲劳，预防或矫正斜视或弱视，减低屈光参差，有利建立与发展双眼同视功能，近视散光者戴镜矫正有可能阻止屈光度加深。因此，一般肯定并建议配镜，要求准确、合适，不可马虎选购。凡有屈光参差、弱视、明显散光及视疲劳症状者，最好经常戴镜。

眼镜种类如下。

（1）框架眼镜

由于安全价廉，易配戴，使用及保存方便，加上近年在镜片设计，材料研制和镀膜工艺上的进展，因此仍是矫正近视眼远视力最常用的工具。但框架眼镜对外观有一定影响，镜片不能随眼球转动，视野受到一定限制，不适于某些职业。镜片与眼球表面有一定距离，因此矫正的光学质量略差。尤其是屈光度较高的镜片可造成视物变小及变形，对高度近视眼的矫正视力较差，屈光参差较重者不易接受，均为其缺点。

（2）接触镜

目前接触镜用于近视眼，在国内外已较普遍。接触镜的优点为镜片贴于角膜表面，可随眼球转动，免除了视物变形和三棱镜效应，视物变小较轻，并避免了框架眼镜对外观的影响。较适用于高度近视眼及较大的屈光参差。缺点是配戴手续较框架眼镜繁琐，取戴、消毒和保存都需一定练习，戴用者需有一定文化水平与卫生习惯。接触镜的质量监控和保证配戴水平都颇为重要，如不注意可发生角膜损伤，角膜溃疡，巨乳头性结膜炎等并发症。接触镜的种类按其应用材料有软性、硬性、透氧硬性等多种；按使用方法有每日取下，长期戴用及一次性等多种，可根据不同情况选择使用。

（3）双焦点镜

双焦点镜是框架眼镜的一种。视远时的镜片为一般的凹透镜，视近的镜片则较视远的减少 2 ~ 3D。有人认为用双焦点镜可减轻视近时调节负荷，因此能防止近视眼进行。根据同样原理，近年有人将渐变多焦点眼镜用于青少年近视眼，希望能防止或减慢近视眼的进行。其确切效果还有待进一步观察，是否对不同类型近视眼有不同作用，也值得注意。

（4）角膜塑型术

指在晚间戴用中央较扁平的硬性角膜接触镜，使角膜曲率半径加大，希望在白天不戴镜时能有较好远视力。本法能降低近视屈光度 1.5 ~ 5D，平均 3.0D。约 75% 的屈光降低量发生于开始后的 2 周之内。屈光度降低的同时，裸眼远视力也有提高，低度近视眼常能恢复正常视力。但停用后其效果很快消失，因此只有暂时性作用。并发症和副作用包括较常见的角膜染色、重影和眩光以及少见但较严重的并发症，如角膜溃疡、角膜瘢痕等。如验配不当，不但效果较差，并发症也较多。因此对镜片生产和验配工作者应有严格的管理及质量监督，对配戴者应加强随访观察。本法在国际上已很少应用，但近年在国内应用较多。可能与国内招生招工时对裸眼远视力要求较高，因而形成国内特有的需要市场有关。验配的经济效益也较好，因此更推动了一哄而起的行为。

近视眼的手术治疗

近视眼的手术治疗近年来已在国内外普遍应用。手术种类较多，可分为以下几种。

（1）角膜手术

包括准分子激光原位角膜磨削术（LASIK）、准分子激光角膜切削术（PRK）、放射性角膜切开术以及较少用的自动板层成形术、角膜环放置术、表面角膜移植术、角膜镜片术等。此类手术一般用于近视眼已停止进行者。手术能通过改变角膜的曲度，矫正近视性屈光不正，但对病理性近视眼的眼底变化及各种并发症并无作用。

目前应用较多的是准分子激光角膜屈光手术，在国内大中城市和沿海地区已普遍应用。准分子激光角膜切削术可用于中低度的近视眼。准分子激光原位角膜磨削术的术后反应较轻，矫正精确，可用于低度至高度的近视眼。在设备良好，手术者操作熟练的情况下一般矫正效果较好，但仍有一些副作用或并发症。近年随着手术方法的不断改进，如小光斑飞点扫描和波前相差引导的个体化切削都有助于提高疗效，获得更好视力。至于更远期的效果及对眼组织的影响则仍待观察。

放射性角膜切开术开展较早，通过角膜切口，使角膜周边部削弱膨出，中央部扁平，以降低近视眼屈光度。本法原创于前苏联，西方国家引进后作了改进，可用于治疗低度和中度近视眼。手术需要专用器械和熟练技术，精确控制切口深度，达到矫正效果和减少并发症的发生。但对于角膜的损伤较大。

（2）晶状体及人工晶状体手术

对高度近视眼作透明晶状体摘出术以矫正屈光不正已有较久历史，但需注意术后发生视网膜脱离、黄斑囊样水肿等并发症的可能。近年应用超声乳化术合并人工晶状体植入术，效果较好。也有人对透明晶状体的高度近视眼者在晶状体前放置前房型或后房型的人工晶状体，以矫正屈光不正，也取得了一定的矫正效果。本法矫正屈光不正的能力较强，对于12D以上的高度近视，角膜较薄，估计用角膜屈光手术不易矫正者可能更为适用。此类手术可能有一定的并发症，对其确切效果和评价还有待进一步观察，对适应证也应严格掌握。

（3）巩膜后部加固术

对进行性的病理性近视眼用阔筋膜、异体巩膜条带、硬脑膜或硅胶海绵等绕过眼球后极作巩膜后部加固，希望能防止近视眼进行及减少眼底并发症的发生。国内外均有报道，尤其是俄国和东欧做的较多。由于手术会扰动眼球后部组织，因此开展时需谨慎从事，严格掌握适应证，手术者应有良好手术技巧及处理并发症的能力。

近视眼的药物治疗

曾用于治疗近视眼的药物种类繁多，包括阿托品、去氧肾上腺素、新斯的明、托品卡胺等，各家报道的疗效不一。

国际上近年报道较多的是阿托品滴眼治疗近视眼。我国过去用阿托品治疗近视眼多为短期治疗，作用为解除调节痉挛，使假性近视眼消失或使半真性近视眼减轻，但停药后疗效不易巩固。本法为美国最早报道，对近视眼患者单眼滴用阿托品，可使治疗眼的近视停止或减缓进展。疗效与药物浓度有关，浓度高的（0.5% ~ 1%）疗效较肯定，低的（0.1% ~ 0.25%）疗效较差。治疗过程中未发现眼压改变或青光眼。缺点是副作用较多，如扩瞳及畏光，调节力降低及过敏性结膜炎等，因此不易推广。极低浓度的（0.1% 以下）副作用较少，但疗效较差，应用价值不大。

阿托品为非特异性毒蕈碱受体拮抗剂。眼内的毒蕈碱受体已知的有 5 种（M1、M2、M3、M4、M5），其中仅 M3 受体的兴奋有扩瞳及睫状肌麻痹作用。如有选择性毒蕈碱受体拮抗剂能防止近视眼进行而无明显副作用，则可能较易推广。动物试验中哌仑西平（主

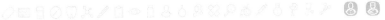

要为 M1 受体拮抗剂，亦有 M4 受体拮抗作用）对近视眼有一定疗效，其效果尚待观察。

近视眼的其他治疗

其他凡无害于眼而有一定理论依据的治疗方法，如雾视法（戴用 +2 ~ 3D 球镜片视远半小时）、双眼合像法及合像增视仪、远眺法、睫状肌锻炼法等均可试用。

多年来曾有各种中医中药疗法，包括针刺、气功、推拿等用于近视眼防治，或基于中医理论设计的"眼保仪"等。但迄今尚未有确凿的科学依据证明其有效性。这些方法有待严格的对照研究和纵向研究对其结果进行证实。

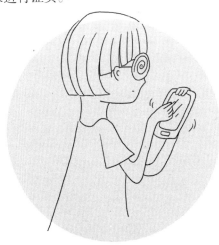

由于社会上对近视眼治疗的迫切需求，形形色色的近视眼治疗方法层出不穷，种目繁多，不胜枚举。但迄今为止，此类疗法常无严格的疗效观察，或根本无学术报道，或仅以裸眼远视力的改变作为疗效指标，因此对其疗效很难做出评价。今后对近视眼的治疗方法评价，应严肃认真，实事求是，采用各种主客观指标，设立对照组，并用合适的统计学方法处理数据，方能做出正确的评价。

病理性近视并发症的治疗

病理性近视的并发症各有相应的治疗方法，如青光眼的药物及手术治疗、白内障的手术治疗、视网膜脱离的手术治疗、视网膜下新生血管膜及黄斑出血的激光治疗及光动力学治疗，严重黄斑病损的中心凹移位手术等。

第 5 章

康复调养
三分治疗七分养，自我保健恢复早

6种近视眼中医治疗的优缺点

随着近视眼患者的不断增多，近视的治疗成为公众所关注的一个热点问题。对不断出现的各种治疗方式和仪器，各年龄段的患者都显得茫然不知所从，本报特地请专家为大家详细解答中医中药疗法，希望各位读者能得到一个比较全面的了解。

（1）中药治疗

优点：中医治疗近视眼主要是根据全身情况采用中药整体辨证论治，认为脏腑尤其是肝肾在视力的调节上具有重要作用。研究发现，该药的疗效与近视的轻重程度密切相关，近视程度越轻，临床治愈率和显效率越高。

缺点：大多的中药对假性近视疗效明显，但对真性近视有效的方剂较少，对此有待进一步研究和提高。

（2）针灸治疗

优点：针灸疗法防治近视是行之有效的方法之一，已得到了广泛的应用。在针灸诸法中，以梅花针叩刺与耳穴压豆操作简单，使用方便，而临床采用较多早期治疗系在传统穴位上进行扎刺，如有报告认为针刺翳明穴，在173只眼中，其总有效率高达91.9%，几乎原有的病眼视力均有不同程度的视力改善。当时，人们还发现，从针刺此穴开始到退针之间的 30 分钟的过程中，视力即有不同程度的改善，说明针刺对近视眼的疗效迅速而确切。

缺点：就现有经验看，针灸治疗青少年近视眼，近期疗效是确切的，但远期效果尚不够满意，而机制研究则有待进一步深化。近视的预防和假性近视的治疗方面有一定的效果，但是对真性近视没有确切肯定的疗效。

（3）耳针疗法

优点：用耳针防治近视是近几年来国内广泛应用的有效疗法之一。耳针疗法种类很多，用于防治近视眼的方法有：耳穴针刺、耳穴埋针、耳穴贴压、耳穴按摩 4 种。具有效果良好、简便易行、易于掌握、无毒副作用等优点，尤适用于学校、家庭、基层医院防治儿童、学生之近视眼，受到社会各界和广大医务工作者的欢迎。所以，了解该疗法的机制，掌握其操作方法及注意事项有重要的现实意义和实用价值统计表明，所报告的近 5000 例患者中，疗程由 12 天至半年，其疗效达到 67.2% ～ 100% 的总有效率，治愈率为 10% ～ 30% 之间。

缺点：远期疗效不明确。

（4）点穴治疗

优点：能够缓解肌肉痉挛，促进血液循环，缩短球距，所以对多数青少年近视眼有治疗作用，使其视力有不同程度的提高。

缺点：远期疗效不明确。

（5）穴位按摩方法

优点：通过选经取穴，采用穴位按摩，刺激眼部周围神经感受器和末梢血管，有效改善眼部周围血液循环和内神经调节，改善眼部组织的血液循环和代谢，恢复眼肌的生理调节并加有麝香透皮吸收，从而获得局部和全身综合调整，以恢复眼球的正常生理功能。该方法简便易行，保健效果确切，改善提高视力，保健效果明显。

缺点：必须由专业人员的正确按摩才行。作为家长和学生本人不可能正确掌握穴位按摩知识，即使本人做穴位按摩，也达不到按摩力度，所以很难达到防治目的。一般专业人员的按摩费用也比较高，还需配用药物，需长期到专业门诊进行按摩，因学生的学习功课很紧，根本抽不出时间去做专业按摩治疗。做穴位按摩要经常坚持才行，不做巩固治疗，仍会反弹，导致前功尽弃。

（6）电磁疗法

优点：采用了传统中医学的观点，通过对眼部穴位的刺激来期望对近视产生治疗作用。这类产品确实对眼部的血液循环、睫状肌的放松起到了一定的作用，但却一直没有一个产品能被广泛接受和认可。

缺点：此方法只是短暂的刺激，没从根本上解决产生的近视诱因。

激光治疗近视眼手术后会不会反弹呢

尽管很多人对激光近视眼手术充满向往，但是人们也会担心术后效果，术后长远安全性。具体的激光近视眼手术介绍如下。

激光近视眼手术后效果如何呢？对近视眼手术有一定了解的人知道，激光近视眼手术主要是应用准分子激光切削中央角膜组织，角膜曲率变扁平，最终光线能聚焦于视网膜上，视物得以清晰。也相当于在角膜上制作一副"眼睛"，进而帮助提高视力，而不是根治近视眼，所以患者问医生术后视力能达到多少度数时，医生会告知，一般情况下，术后视力与术前最佳矫正视力相近。

激光近视眼手术应用于临床只有二十余年时间，其中术后反弹与手术后角膜创伤后增生修复有关，一般发生于术后6个月内，因此手术时间越长，反弹的机会越低，即使出现反弹，这种近视度数的反弹也是极有限且可预计的，通常是不影响日常生活和工作。而在激光近视眼手术后几年内的度数升高，就应该多考虑其他方面的原因，如术前近视度数不稳定的近视，术后度数仍会不断地发展，或者发生术后角膜扩张或者圆锥角膜少见。

激光治疗近视手术后的护理

准分子激光手术后 2 周内洗头洗脸时不宜将水溅入眼内，不宜揉眼，准分子激光治近视手术后 2 天内请戴上挡风眼镜或太阳眼镜，睡觉时请戴着眼罩保护术眼以免外力导致角膜瓣移位。

准分子激光手术后 1 周内不进夜总会及舞厅，不进食刺激性食物（以免加重眼部不适），1 周后饮食无特殊要求，术后 1 个月内勿游泳，不在眼部使用化妆品并避免异物进入眼内。睡觉时最好戴上眼罩。为了减轻眼部不适，术后 1 个月内外出时可戴上挡风眼镜或太阳眼镜。

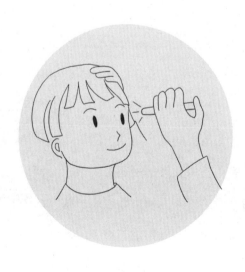

戴隐形眼镜有哪些危害

很多女孩为了漂亮，长时间戴隐形眼镜，提醒爱美的女孩，长时间戴隐形眼镜会引发很多眼部问题，不要天天戴隐形眼镜。

（1）引起很多眼病，如角膜炎、结膜炎

长时间戴隐形眼镜可引起很多眼病，如角膜炎、结膜炎等，10年的时间相当于视网膜衰老到60岁，而且会变薄，得白内障概率很大，却因为视网膜过薄不能做手术。所以隐形眼镜最好不要天天戴。

（2）磨损角膜

磨损角膜，无法接受矫治。隐形眼镜磨损角膜，可能造成角膜上皮脱落或穿孔的严重后果。部分隐形眼镜凹度与角膜凸度不符，不规则磨损角膜，引起角膜溃疡，造成了不可逆转的视力下降，即使治疗后也会在角膜上留下白斑。

（3）角膜水肿、角膜新生血管反应

引发眼球过敏。隐形眼镜吸附泪液中的蛋白质、脂质、胶原等，使之沉积在镜片表面，滋生病菌，角膜水肿、角膜新生血管反应和过敏反应等因此而起。

（4）眼睛抵抗力下降

长时间戴隐形眼镜，眼睛抵抗力下降。隐形眼镜会使角膜无法接触空气，眼睛会因缺氧而产生类似于人体"高原反应"的情况，无法正常代谢、抵抗力下降。

（5）造成眼神经麻痹隐形眼镜长期贴附在眼球上

造成眼神经麻痹。隐形眼镜长期贴附在眼球上，会使神经末梢麻痹，导致角膜知觉减退。很多患者出现溃疡性角膜炎还浑然不觉。

（6）导致视疲劳、干眼症

长时间戴隐形眼镜可能会导致视疲劳、干眼症。长久配戴隐形眼镜，容易产生视疲劳，甚至引发干眼症。导致眼酸痒、异物感、多眼屎、干涩感、眼睛烧灼且视物模糊。

建议一天佩戴的时间不要超过8小时，彩片最好不要超过6小时，因为彩片的透气性较差。一个星期有3天戴框架眼镜，有空看一下远处，让眼睛休息休息，不要让眼睛一直处于疲劳状态。

近视眼手术不是人人能做的

近视眼手术不是人人能做的，对于准分子治疗近视眼的问世，很多人心里都有了希望，因为这个手术就可以让很多人脱离眼镜，但是近视眼手术并不是人人能做。虽然准分子激光手术已进入高安全时代，但专家提醒，并不是每个近视患者都可以接受准分子激光手术。年满 18 周岁，近两年近视度数稳定，近视度数不超过 1400 度，散光不超过 600 度，远视不超过 600 度，符合以上条件才可以手术。

此外，有眼部炎症、圆锥角膜、青光眼、白内障、眼底病变或全身结缔组织疾病和自身免疫性疾病、严重瘢痕体质、孕妇、对手术思想顾虑大者等，不适合准分子激光手术。

近视手术也不是随到随做，专家介绍，准分子激光手术时间短、不用住院，第二天视力即可恢复正常，但并不是"随到随做"。准分子激光手术的原理就是通过准分子激光与眼球的角膜发生光化学作用，切削一定的角膜组织，改变角膜的屈光力，达到治疗近视的目的。

近视眼手术不是人人能做的，手术的方式及角膜切削的厚度要依靠严格的术前检查获得。因此，严格、科学的十四道术前检查是必不可少的，术前的散瞳验光和第二天的复瞳验光也是必需的。准备做准分子激光手术的患者，必须至少提前一天到医院检查。另外，戴隐形眼镜的人应该停戴一周以上才能手术。

近视眼手术的后遗症

激光矫正手术的安全性和医生的操作经验、设备有关。手术并不是零风险，主要要避免两个术后并发症。任何角膜做手术有伤口，就会有感染的机会。导致近视眼手术的后遗症的出现，有些是角膜复原后伤口暴露在空气中，如果不注意卫生会造成发炎、感染。

近视眼手术的后遗症：治疗近视是让角膜变平，但过于平的角膜会受到来自眼睛内部压力的挤压，使角膜往前隆起，这种压力人是感受不到的，但后果是不仅没有治疗近视反而会加重近视，甚至产生不可逆的散光。

第一，导致近视眼手术后遗症的发生，有些是在手术前医院没有仔细筛选排除那些先天性眼病患者。

第二，虽然筛选出合格的患者，医生在手术操作时，手术尺度不合适。比如应该保留一定的角膜厚度，但有些医生想完全矫正高度近视患者的视力，将角膜削得过薄，导致不良后果。

眼镜镜片要选择适合自己的

作为眼镜的主要部件，镜片的质量是人们选择的主要标准，而近视眼镜片的质量又是受其质材制约的。目前经常用作镜片的材料主要有玻璃片、树脂片和太空镜片，而这三类镜片又各有其特点。

玻璃片光学性质优越，不容易划花，折射率高。折射率愈高，则镜片愈薄，所以，高度近视1000度以上者，多建议戴玻璃片。但是玻璃片易碎，材质偏重，选择玻璃片的人愈来愈少。

树脂片轻，不易碎，防紫外线功能好。大多数人更愿意选用。树脂镜片的优劣取决于以下多种因素。

（1）折射率。折射率愈高，则镜片愈薄，价钱也相对高。

（2）防紫外线系数。

（3）非球面设计。即镜片相对平坦的镜片，可达到清晰、舒适的视觉效果。太空镜片，亦称PC片，但比树脂片更加耐撞击、更薄轻。一般多推荐给以喜爱运动的人群或户外活动时戴。

（4）硬度。树脂片硬度低，易划花，但通过加硬防花处理后，能增加树脂片的硬度。

（5）加膜。加膜能减少镜片反射，增加镜片的透光率，提高清晰度。

专家介绍说，患者可根据不同的情况选择不同质材的镜片。一般来说，高度近视者应选用高折射率的非球面镜片，镜片薄、又美观。低度近视的，则无必要选择高折射率。中度近视者，则可考虑低折射率的非球面镜片，同样可达到高折射率的效果。

近视眼的预后

单纯性近视可以通过不同方法获得理想的矫正视力，病理性近视出现并发症时矫正不良。

第 6 章

预防保健

运动饮食习惯好，远离疾病活到老

如何预防近视眼的发生

预防近视眼的方法已有很多。任何一种有利于减轻视力疲劳、放松眼调节的措施均可试用，当然还可以进行其他途径的探索。但均应科学合理、有益无害。

近视眼发生有一定规律性，应当注意好发期的视力保健，通常包括学龄前期、生长发育期、怀孕期、围生期及患有某些全身疾病时。

单纯性近视眼有明确的外因即长时期近距离用眼，故减少视力负荷是预防工作的关键。通过对视力变化的定期监测及对视力进行定性检查，可以早期发现与确定预防对象。根据流行病学调查，以下对象较易发生近视眼，可作为重点预防对象：有不良用眼卫生习惯及过度近距离工作者；父母为近视者；视力不稳定已从1.5降至1.2或1.0者（实际上可能已有近视眼）。预防措施包括连续近距离用眼时间不应过长；积极参加户外活动；并可采取远眺法，或多种视力与调节-集合训练法，以求经常性地增加视距，开阔视野，放松调节，维持正常视觉功能。

平时要保证充足睡眠，劳逸结合，平衡饮食，合理营养。生活要有规律，维护身心健康。注意预防各种异常刺激及危险因素，如有机磷慢性中毒等。尽量避免物像在视网膜上形成朦胧影，如早期矫正角膜散光。不要在震荡、晃动的条件下或黄昏时阅读。照明要求充分与标准，光线不要过暗或过强。电视屏亮度与色调选择要适中正常，图像不清时应及时调整，或转移视线。采用正确的阅读姿势，读写距离保持在30cm以上。改善学习条件（印刷品要求清晰、字型标准）及书写条件（笔迹清晰、纸张白净）。积极治疗全身疾病及其他眼病，特别是青少年患有全身发热疾病期间，更应保护视力，注意用眼卫生。可通过遗传咨询，预防病理性近视眼。父母双方如均为病理性近视眼，子女将近100%发病。孕期要预防感染，避免中毒、过敏及其他非正常刺激。早产儿要注意护理，尽可能减少吸氧。

如何预防近视眼的发展

对于所有近视眼、特别是病理性近视眼者，应当设法防止近视屈光度加深，维持或争取改善视功能。除可采用上述预防近视眼发生的方法外，尚应特别注意合理用眼，选择适当工作，避免过度用眼与不良视觉刺激。

正确矫正屈光不正，配戴合适的眼镜。病理性近视眼要求经常戴镜，远近选择使用。

也可配戴接触眼镜。可能缓减或中止近视眼发展的措施，包括配镜（双焦点镜、透氧硬性接触镜）、药物和手术等。

如何预防近视眼的并发症

近视眼致盲的主要原因为其并发症，如弱视、视网膜病变及青光眼等均需重点预防。应积极、认真采取各种防止近视眼加深的方法。

除要求患者经常注意视力变化外，还应重视眼部早期出现的任何其他异常现象，如闪光感、飞蝇（蚊）症、视野缺损、视力（尤以近视力）进行性或突发性下降，以及眼部酸胀、疼痛及夜盲等现象。一眼已有并发症者，应特别观察另一眼情况。

随时检查，及早发现，包括眼压、视野、眼轴等的变化情况。必要时进行其他眼部特种检查。病理性近视眼发生开角性青光眼的概率较高，其眼底及视野变化可掩盖青光眼病损，且由于眼壁硬度较低，测出眼压偏低，都可延误青光眼的诊断，因此应提高警惕。对病理性近视眼测量眼压时应使用压平式眼压计，以排除眼壁硬度的影响。此外，尚要避免各种诱发因素，减少对眼的不良刺激。尽量减少剧烈体力活动。

健眼操

（1）眼保健操

已由教育部和卫生部定为在校学生的健眼操。虽有学者对其效果有不同看法，但只要能够按照规定认真去做，对眼的健康有益无害。

（2）远眺法和晶体操

这2种健眼操都是根据"长期看近是引起近视的主要动因"反其道而行之，设法看远就可预防近视的发生所设计。

（3）手指操

①有目标的手指操。把右手食指伸直，垂直放在两眼下前方15～25cm处。当两眼注视远方10m以外物体时，两眼即处于看远状态，此时两眼的眼轴散开可使两眼视线平行、两眼调节为零和瞳孔放大。当两眼注视眼前手指时，两眼即处于近反射状态。根据食指与眼的距离，如放在15cm处时，可以产生6.6D的调节和6.6米角（ma）的集合。如两眼交替看远方物体和近处手指，必然使两眼内外肌肉联合运动。这是一种非常合理的防治近视的健眼操。

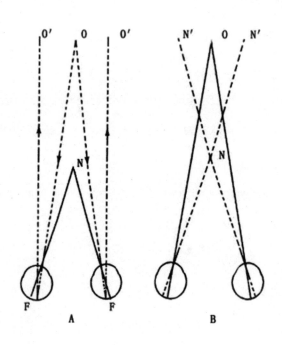

有远目标手指操示意图

N 代表近处手指，O 代表远处目标。A. 当两眼注视近处手指时，远目标为同侧性复试；B. 当两眼注视远处目标时，近处手指为交叉性复试。

②无远目标的手指操。将一个手指垂直地放在两眼前方。当两眼注视近处手指时形成双眼单视使两眼处于看近状态。根据手指与眼的距离可进行程度不同的两眼内外肌近距离的协同锻炼。但当被试者去看想象中的远目标，同时有意识地不去注视近处手指，两眼

眼轴即向外旋转。由于远处无注视目标，就把近处手指看成左右交叉的两个模糊的指影。忽而注视眼前手指，忽而看想象中的远方目标，就可进行无远目标的手指操了。如同时将手指左右上下移动，就可进行两眼眼肌全方位的眼内外肌的锻炼。此法简单方便随时随地可做，如能坚持，确实是防治近视的方法中经济又有实效的好方法。

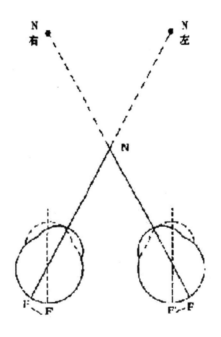

无远目标手指示意图

N 为近目标，F 为视网膜中心凹，实线为看近，虚线为看远。当看近时，N 的像落在 F，为双眼单视。当看想象中的远目标时，眼轴外旋，F 向内移，近外 N 的像落在 F 的颞侧，故成交叉性复视

不要让假性近视变成真性近视

一般青少年的近视眼，多数属于"假性近视"。由于用眼过度，调节紧张而引起的一种功能性近视。如果不及时进行解痉矫治日久后就发展成真性近视。

必须从小培养儿童良好的卫生习惯。培养他们正确的写字、读书姿势，不要趴在桌子上或扭着身体。书本和眼睛应保持一市尺。学校课桌椅应适合学生身材。看书时间不宜过久。写字读书要有适当的光线，光线最好从左边照射过来。不要在光线太暗的光线下看书、写字，减轻学生负担，保证课间 10 分钟休息，减轻视力疲劳。积极开展体育锻炼保证学生每天有一小时体育活动。教导学生写字，不要过小过密，更不要写斜、草字。写字时间不要过长。认真做好眼保健操。

看电视时要注意电视机高度应与视线相平；眼与荧光屏的距离不应小于荧光屏对角线长度的 5 倍；看电视时室内应开一盏支光小的电灯，有利于保护视力；在持续看电视 1 ~ 1.5 小时后要有一个短时间的休息眼睛高呼向远眺，做眼保健操；应多吃些含维生素 A 较丰富的食物各种蔬菜及动物的肝、蛋黄等。对近视要分档防治，抓早抓小。

积极矫治和防止加深发展。如果已发生近视，要到医院去验光，配戴适宜的眼镜。假性近视可采用远雾视法、推拿操或晶体操以及物理疗法、药物等进行矫治。

改变游戏方式可以预防近视眼

大部分近视眼发生在青少年，在发育生长阶段度数逐年加深，到发育成熟以后即不发展或发展缓慢。25 岁以后继续发展，近视度数可达 15D 以上，常伴有眼底改变，视力不易矫正，称为变性近视。此外，习惯上常将 3D 以下近视称为轻度近视，3 ~ 6D 者称为中度近视，6D 以上者称为高度近视。

（1）注意环境因素。教室光线要明亮，桌面、黑板不要反光过强，左右两侧都应有窗户，不要太高、太小，以坐在教室任何位置都能看到窗外为宜，并定期调换坐位；孩子在家的书桌应放在外面无遮挡物的窗前，台灯应放在左前方，光线要柔和，如为白炽灯，最好为 25 ~ 40W 之间，位置以不直接照射眼睛为宜；电视距离眼睛最好在 3m 以上。

（2）改变游戏方式。现代城市儿童游戏方式多以室内自娱式为主，如个人玩具、游戏机、电脑、电视等，已很少见儿童自发的室外集体游戏，如捉迷藏、攻城堡等，这样孩子在已少得可怜的一点课余时间里也几乎足不出户，每天很少有机会能脱离视近环境。为此，家长及老师应鼓励孩子改变游戏方式，多做室外活动。

（3）改革教育制度。眼球发育一般在 18～20 岁前停止，近视在 12～18 岁为高速发展期，而因教育制度的问题，这期间正是学习压力最重、功课最忙、作业最多的时期，使青少年户外活动明显减少，长期处于近视状态。为此，即使从眼科角度讲，也应改革教育制度，减轻学习负担。

（4）注意用眼卫生。要教育青少年注意用眼卫生，阅读时注意眼睛与书的距离，姿势要端正，不能躺着看书或边走边看；注意阅读的照明光线要充分，阅读写字连续 40 分钟应休息、视远，不能过

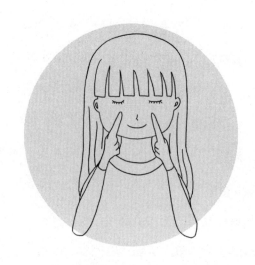

多地沉溺于游戏机、电视之中。

（5）注意眼睛保健。坚持每天做眼保健操、晶体操（有节奏的快速交替看远看近）；自我穴位按摩（晴明、攒竹、鱼腰、丝竹空、承泣、四白等）；雾视疗法（戴 +1.50D 的眼镜视远）。

（6）视力下降应及时到医院检查、治疗。

此外，还应注意饮食习惯及营养搭配，避免铬、钙等微量元素缺乏。从优生角度讲，在择偶时也应尽量避免近亲及两人都是高度近视的情况。

饮食调养治疗近视眼

近视眼是现代都市人的视力大敌，如何快速治疗近视眼的方法一直是很多学生的家长以及一些白领所关注的话题。下面谈谈饮食调养治疗近视眼的方法。

（1）多食含维生素 A 丰富的食物。人若缺乏维生素 A，眼睛对黑暗环境的适应能力减退，严重的时候容易患夜盲症。维生素 A 还可以预防近视眼和治疗眼干燥症，消除眼睛的疲劳。家长每天应该让孩子摄入足够的维生素 A，维生素 A 的最好来源是各种动物的肝脏、鱼肝油、奶类和蛋类；胡萝卜、苋菜、菠菜、韭菜、青椒、红心白薯以及水果中的橘子、杏子、柿子等植物性的食物。

（2）多食含蛋白质丰富的食物。蛋白质是组成细胞的主要成分，组织的修补更新要不断地补充蛋白质。含有丰富蛋白质的食物有瘦肉、禽肉、动物内脏、鱼虾、奶类、蛋类，豆类等。

（3）多食含钙丰富的食物。钙具有消除眼睛紧张的作用。含钙量比较丰富的食物有豆类、绿叶蔬菜、虾皮、芝麻等。另外，煮排骨汤时撇去上面漂浮的脂肪，加一点醋可以增加人体对钙的吸收。

（4）多食含维生素 C 丰富的食物。维生素 C 是组成眼球水晶体的成分之一。假如缺乏维生素 C，便容易患水晶体浑浊的白内障病。为此，在每天的饮食中，应该注意摄取含维生素 C 丰富的各种新鲜蔬菜和水果，含量最高是青椒、黄瓜、菜花、小白菜、鲜枣、生梨、橘子等。

近视手术后多久可以开车

一般情况下近视手术后的第二天就能够正常用眼了，但是因为眼角膜术后有一定的恢复期，所以说还是有一定的注意事项。

轻度和中度屈光不正的患者基本上为术后 1 个月左右，这个时候术后的眼部已经是停止用药了，而且视力基本得到稳定。但是针对特殊的患者术后可能有出现晚间眩光的情况，所以此时则需等眩光症状消失后才能夜间驾车。

轻度和中度屈光不正的患者约为两周左右，但是近距离工作要减少一些，而且每次的工作时间不能过长。此时是可恢复白天进行驾车的，但是也不能不引起视疲劳。而此期间是建议不要夜间驾车的。

哪些习惯容易引起近视

（1）噪音。有关专家的研究表明，当音响强度在90分贝以上时，眼底视网膜中视杆细胞区别光亮度的敏感性开始下降，识别弱光反应的时间延长，超过45分贝时，40%的人瞳孔散大，达到115分贝时，眼睛对光亮度的适应性下降20%，同时伴有色觉能力削弱。

（2）矿物元素不足。医学研究表明，钙、铬等矿物元素是保证儿童视力正常的一个重要条件，钙元素在维持眼晶体正常压力，铬元素在保持眼睛屈光度等方面都有不可替代的作用。特别要提醒注意的是，加工过细的米、面，会丧失80%的铬元素，故意吃一些粗粮有益于视力健康。

（3）吃甜食太多。甜食为酸性食物，一方面大量消耗体内的钙元素，另一方面升高血糖，改变晶体渗透压，是导致近视眼形成的又一祸根，监督孩子少吃为妙。

（4）睡眠不足。10～13岁是近视眼形成的高峰期。此年龄段的孩子若睡眠不足，交感与副交感神经功能失去平衡，造成眼睫状肌的调节功能紊乱，故保证每晚睡足9～11小时，有保护视力的作用。

（5）电子游戏机。电子游戏机对视力的影响相当大。荧光屏上闪烁不定的画面增加了眼睛的负担，迫使睫状肌高度紧张，使晶状体过度屈曲，增加屈光度，时间一长可导致睫状肌痉挛，这也是近视眼的一大诱因。

如何预防宝宝的后天近视

爸爸妈妈都不近视，宝宝近视的可能也在8%～10%，外界环境因素是近视形成的主要原因。目前，环境因素造成的近视已超过了遗传近视的比例。

近视眼的发生与近距离用眼活动和摄入营养成分的失衡密切相关。若小宝宝的床上悬挂的玩具距离眼睛太近，久而久之就可能导致近视或是斗鸡眼。而对刚踏入小学的孩子来说，要他们坐在教室听课45分钟，不能随意走动，这样长时间的用眼让孩子感到不适应，会因眼睛过度紧张而导致近视。

由于宝宝的年龄还小，自我控制意识不强，若看到好看的动画片或是玩具，没有爱护眼睛的意识。因此，爸爸妈妈要做好改善家庭视觉环境的工作。重视采光的标准，窗户透光面积与房间面积之比不低于1：6。电视机和房间的画不能有反光，以防刺激宝宝的眼睛。在房间里久了，要抱宝宝往窗外望望，同时增加宝宝的户外活动，这样既可增强体质又可防治近视。

让孩子近视加重的7大原因

生活在现代社会，自然而然地，我们的身体就会本能地做出调节，去适应这种生活。轻度近视对多数人的生活影响还不大，一旦发展到中高度近视，引起眼轴变长，视网膜、脉络膜发生变性的时候，就进入了病理性近视。有可能带来视网膜脱离、眼底出血、玻璃体液化后脱离等后果，甚至失明。所以，我们要注意的，是避免孩子的眼睛过早近视，近视太严重，给身体和生活带来麻烦。

现在，就让我们来搜索一下，除了遗传因素之外，哪些生活方式、哪些不良习惯，在影响我们孩子的视力。

（1）看近处的时候太多。在城市里，人们的视线大部分时间都在5m以内，你根本无法跟孩子解释什么是地平线，因为根本就看不见！正是因为城市里视野不开阔，缺少可以提供给孩子极目远眺的环境，不需要用远视，所以，他的远视功能就会越来越弱。

（2）户外活动时间太少。现在的生活空间太狭小，孩子大多数时候都在室内活动，近距离用眼的时候很多，而孩子的眼睛适应性是很强的，它会自己调节去适应这个近距离。而且，在屋里的时候多了，看电视、玩电脑的机会也就增多了，如果再不注意距离、姿势，很容易让眼睛过度疲劳。

在户外，物体再怎么近，也要比屋里远。有研究证明，常在户外运动的孩子比不常出门的孩子更少患近视。

（3）以室内游戏为主。以前我们玩的什么？打陀螺，扔沙包，捉迷藏，滚铁环……总之，大多数都是户外的集体活动。户外活动时，眼睛会自动调节去看不同距离的东西，远近交替地用眼，使眼睛的

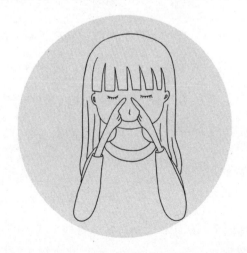

睫状肌得到调节，不会感到疲劳。而现在家长出于安全、方便等原因，多数情况下是让孩子在家里玩。即使约了小朋友一起玩，不是去他家就是在你家，还是以室内游戏为主。这样，孩子都在近距离用眼，眼睛的负担很重。

（4）灯光强弱不当。"灯光够不够亮？我担心灯光太暗了会影响孩子的视力。"我们一般都这么想。实际上，眼科专家认为，现在孩子看书、写字的灯光不是太暗，而是太亮了！过强的光线会使孩子的眼睛很容易感到疲劳。孩子需要的是柔和的光，而且要保证光线来自于孩子的左前方。所以，晚上孩子看书、写字时，可选择能调节明暗度的灯，将亮度调到柔和为准。

（5）图书纸张、印刷太"讲究"。越来越精美的印刷、越来越讲究的纸张，使童书越来越具观赏性了。不过，这些精美的图书也有可能伤害到孩子的眼睛呢。铜版纸反光太强，晚上感觉尤其明显，直晃眼睛。这种晃眼的光医学上叫眩光，它使得你要看的东西更不清楚，眼睛更容易疲劳。

孩子出生后，视力发育还没有成熟，要一直发育到5岁才接近成人水平。所以幼小的孩子不能看太细小、不清晰的东西。字大一些，画面简单一些，对比明显一些，对孩子来说才是适合的，这样孩子的眼睛不容易疲劳。如果经常看细小的东西，或者颜色对比不清晰，睫状肌、晶状体工作量就会加大。晶状体是受睫状肌支配的，睫状肌有张有弛，它的功能才能保持正常。如果长期处于紧张状态，松弛不下来，它就会痉挛，形成假性近视。

（6）配眼镜太随意。给睫状肌散瞳验光是让孩子眼睛的睫状肌处于完全放松的状态，这样才能查出孩子视力不好的原因，到底是真性近视还是假性近视，是远视还是散光。常规的散瞳验光需要一周时间才能恢复自由阅读。性急的家长往往会选择快速散瞳剂。但快速散瞳时，孩子的睫状肌只是处于不充分麻痹状态，并不是完全放松，这时候得出的检查结果并不准确，有可能会给孩子配了比实际度数要高的近视眼镜。这样，孩子的近视就会向更深的度数发展。

眼科专家曾用雏鸡做过实验。在雏鸡刚孵化出来时，就将它的一只眼"戴"上1000度的近视镜。过了一段时间，这只眼睛就真成了高度近视。因为雏鸡眼球的球壁很软，眼睛要适应通过眼镜进入眼睛的光线，眼球就得随之改变，越变越长，真成近视了。

成长中的孩子的眼睛也一样。有的孩子本来是假性近视，进行功能训练就可以恢复正常，但家长却不经过散瞳就直接去眼镜店给他配副眼镜戴上，这样一来，他的眼睛就要做自我调整，去适应通过眼镜进入眼球的光线。在长期的适应过程中眼球慢慢发生变化，就会变成真性近视，或使近视进展加速。

（7）近视眼镜度数太高。你希望孩子配眼镜后视力能达到多少？1.5？1.2？很多家长和孩子都这么要求。是啊，配完眼镜才看到0.8、1.0，那怎么行？不过，有经验的大夫还真不会给你的孩子这么配。他会先问问孩子上课坐在什么位置，如果坐在第一、二排，矫正视力达到0.8左右就行。即使坐在后排，配上眼镜后能看到1.0就行了，绝对不给配1.2以上的。

这样，他的近视程度不会增高，或者增高得很慢。反之，如果一配眼镜就要能看远到1.2、1.5，并且用这副眼镜看书写字，他明年的眼镜度数肯定要明显增高。

交替望远望近，让视力更好。

让孩子手里拿一个东西，比如尺子或铅笔，先看窗外远处的一个物体几秒钟，再收回目光看举在手里的东西几秒钟。这样交替地看远处和近处，可以使睫状肌和晶状体处于活跃状态，是一种很好的锻炼眼睛、预防近视的方法。

日常生活注意近视眼的预防

（1）平时注意营养，多吃新鲜蔬菜，不要偏食。

（2）看书或看报时，眼睛与书面保持30cm，45度角的距离，并避免长时间近距离使用眼睛。

（3）避免在坐车、光线不足或光线强烈的地方看书报，看书时光源应均匀地由背后或左斜方投射过来。

（4）避免使用不洁毛巾或公共洗脸用具，以防感染。

（5）做到充足睡眠及户外活动，时常远望绿色植物。

（6）每天做 3 ~ 4 次眼保健操。

（7）不要长时间看电视、玩电脑、打游戏机，眼睛与荧光屏保持距离。

（8）定期作视力检查，发现问题及时治疗。

推荐近视眼患者的食疗方

近视眼患者该如何吃早餐?

鸡蛋 1 ~ 2 个，牛奶一杯，将鸡蛋打碎，搅匀，待牛奶（奶粉冲拌也可）煮沸后，倒入鸡蛋，滚起即收火。注意不能吃生鸡蛋，因为生鸡蛋不易被人体消化和吸收。也别将鸡蛋煮老，因为吃了烧煮太过的蛋白质类食物，不但味道不好，不易消化和吸收，更重要的是它能使身体里的钙代谢发生异常，也会造成缺钙。

另外应注意不放糖，因为吃糖过多也会引起体内钙代谢不平衡，血钙降低。如果想吃甜的，放些蜂蜜较好。说明鸡蛋和牛奶皆是营养佳品，含有丰富的蛋白质、脂肪、无机盐和维生素。无机盐的钙和磷丰富，另外，维生素 A、维生素 B_1、维生素 B_2 等也多，所含蛋白质具有全部必需氨基酸。这些物质对眼内肌肉、巩膜、视网膜、视神经等组织的营养起一定作用。通过营养，可增强睫状肌的力量和巩膜的坚韧性。

推荐近视眼患者的两种食疗方。

（1）枸杞肉丝

配料。枸杞 100g，猪瘦肉 300g，青笋（或玉兰片）10g，猪油 100g，另炒菜佐料适量。

制作：将猪瘦肉洗净，切成 6cm 左右的细丝，青笋同样制作，枸杞子洗净。待油七成热时，下入肉丝、笋丝煸炒，加入料酒、酱油、食盐、味精，放入枸杞，翻炒几下，淋入麻油即可。

说明：枸杞可滋补肝肾，润肺明目。猪肉富含蛋白质，通过补益身体，使气血旺盛，以营养眼内各组织。

（2）猪肝羹

配料。猪肝 100g，鸡蛋 2 枚，豆豉、葱白、食盐、味精适量。

制作：猪肝洗净，切成片。置锅中加水适量，小火煮至肝熟，加入豆豉、葱白，再打入鸡蛋，加入食盐、味精等调味。

说明：鸡蛋和猪肝都是富含蛋白质的食物。猪肝含维生素 A 较多，可以营养眼球，收到养肝明目的效果，适用于儿童青少年假性近视（兼用于远视的食疗）。其中猪肝可用羊肝、牛肝、鸡肝代替。